中药药剂学实验指导

主　编　程　敏

参　编　贾　朝　赵艳艳　张晓文

李筱玲　张小斌

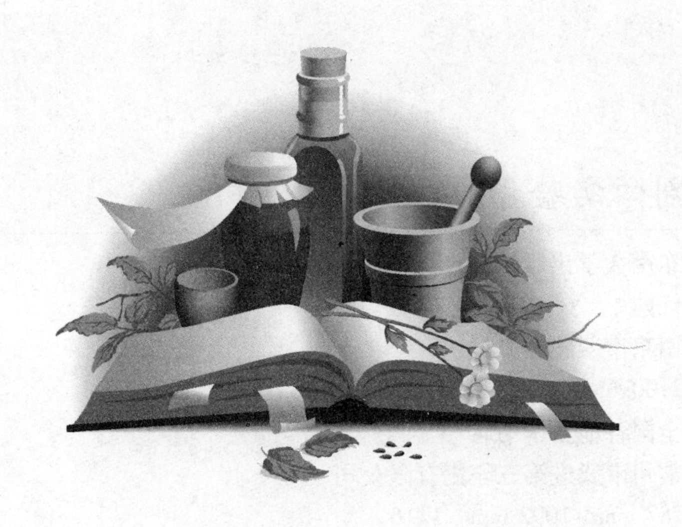

东南大学出版社
SOUTHEAST UNIVERSITY PRESS
·南京·

图书在版编目(CIP)数据

中药药剂学实验指导 / 程敏主编 . —南京：东南大学出版社，2016.7

ISBN 978－7－5641－6577－2

Ⅰ. ①中…　Ⅱ. ①程…　Ⅲ. ①中药制剂学－实验－医学院校－教学参考资料　Ⅳ. ① R283-33

中国版本图书馆 CIP 数据核字(2016)第 136282 号

中药药剂学实验指导

出版发行 东南大学出版社
出 版 人 江建中
社　　址 南京市四牌楼 2 号
邮　　编 210096
经　　销 全国各地新华书店
印　　刷 常州市武进第三印刷有限公司
开　　本 787 mm × 1092 mm　1/16
印　　张 7
字　　数 198 千字
书　　号 ISBN 978－7－5641－6577－2
版　　次 2016 年 7 月第 1 版
印　　次 2016 年 7 月第 1 次印刷
定　　价 20.00 元

(本社图书若有印装质量问题，请直接与营销部联系，电话：025－83791830)

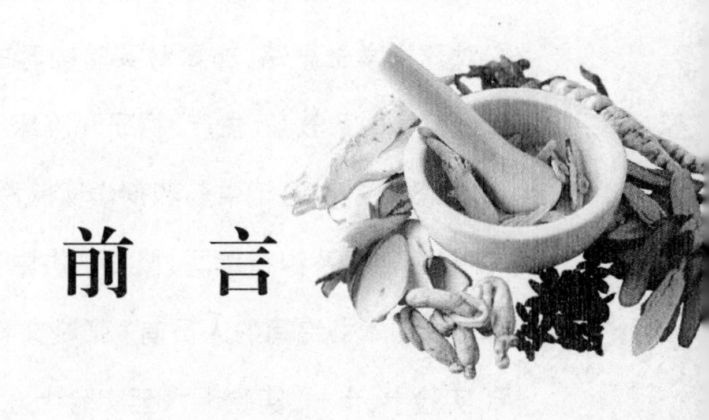

前 言

中药药剂是药学及相关专业的一门主要专业课程，对今后的药品生产、科研开发等具有重要的指导意义。作为综合应用性技术科学和制药工程专业主干课程之一的中药药剂学实验，必须理论联系实际，培养学生的科学思维方法、创新能力，使学生全面掌握基本操作技能。因此，依据新的应用型人才培养需要和“承前启后，立足特色”的原则，围绕实验教学改革的主题，在对转变传统实验教育观念、更新实验教学内容、突出中药药剂实验特点等进行积极探索的基础上编写了《中药药剂学实验指导》，作为制药工程专业本科实验教材。

全书按基础实验、综合实验、设计型实验三大部分编写。实验教学内容紧密结合中药制剂方法和质量标准制定的需要设计，以中药药剂的方法学为基本理念，强调基本原理、基本技能、基本技术，同时注重创新型复方制剂的代表性和指导性。

本书实验项目的选编考虑到既要符合教学大纲的要求，又能对教育发展不平衡和教学计划的调整起到弹性调节作用。教材中共入选中药制剂实验 19 个，或为传统经典实验，或为《中国药典》收载的典型品种，或为多年教学实践效果好的自主研发品种。每一个实验项目均包括实验目的、实验提要、实验内容和思考题等四个部分，其中实验目的指明了学生对实验应掌握、熟悉或了解的基本内容和要求；实验提要概述了每一实验的

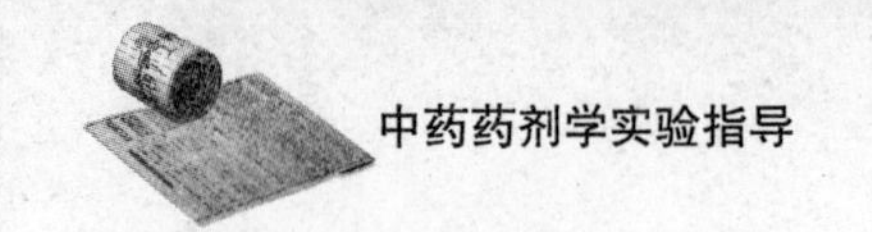

基本原理、操作关键、注意事项等；每个品种项下都列有［处方］、［制法］、［功能主治］、［用法用量］、［质量检查］等条目。实验内容项后附有涉及实验结果及相关内容的思考题，对开拓学生思路、加深对实验内容的理解大有裨益。本实验教材力求选用最新研究成果，密切联系教学、生产、科研和临床实际，对制药类本科专业学生适用。

本教材是在历年中药药剂学实验教学的基础上，参考相关药剂学实验教材，由商洛学院制药工程系组织编写、修订，供中药药剂学实验教学使用。本实验教材由程敏主编主审，参加本书编写的人员有：张晓文（实验一至实验四），李筱玲（实验五至实验九），贾朝（实验十、十一，实验十六至实验十九），赵艳艳（实验十二），张小斌（实验十三、十四），程敏（总论、实验十五）。

限于时间仓促和编者水平有限，本教材尚存不足与错误之处，敬请同行专家、使用本教材的师生和广大读者批评指正，以利于本书在使用中不断得到提高和完善。

编　者

2015 年 12 月

目 录

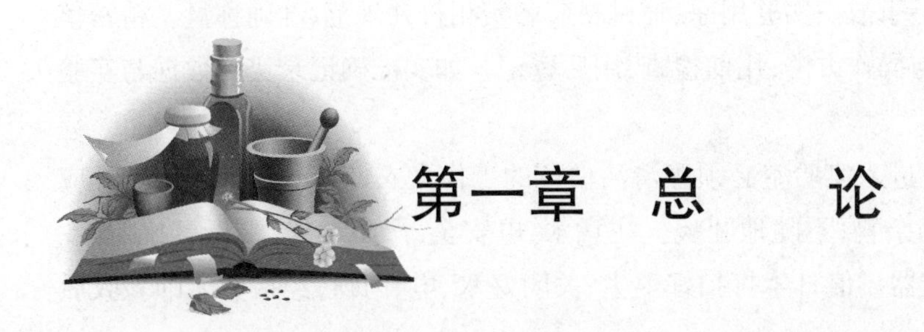

第一章　总　论

中药药剂学实验基本要求

一、明确实验目的

中药药剂学是研究药物剂型和中药制剂的配制理论、生产技术、质量控制以及合理用药等内容的综合性应用技术学科。该课程密切联系医疗和生产实践,具有工艺学与药物应用学科的特点。中药药剂学实验是中药药剂学教学的重要组成部分,是理论联系实际的重要环节和主要方式之一,也是当前教学中亟须加强的一个重要方面。

根据中药学、药物制剂、药学和制药工程等专业的培养目标,中药药剂学实验教学应达到以下目的:①通过典型制剂的制备与操作,验证、巩固和扩大课堂讲授的理论知识,深化课堂教学的基本理论和基本知识;②通过实验训练,提高动手能力,使学生掌握中药药剂学实验的基本技能,熟悉或了解制剂研究、生产常用仪器设备的结构、性能以及使用、保养方法等;③结合课堂理论教学内容,查阅并分析有关实验内容的文献资料,使学生具有实验设计的初步能力;④培养学生准确的观察能力,实事求是的记录和独立的总结实验资料的能力以及科学的思维方法,为今后搞好中药制剂的科研和生产打好基础。

二、遵守实验规则

为保证实验的正常进行和培养学生优良的实验作风,确保取得实验教学的预期目标和理想效果,学生必须遵守下列实验规则:

1. 重视课前预习　实验前应仔细阅读实验指导,明确实验目的、要求、方法和操作步骤,做到心中有数,切不可实验时边看边做,以免手忙脚乱和出现差错。

2. 遵守实验纪律　不迟到,不早退,不无故缺席。实验时保持安静,不高声谈话和说

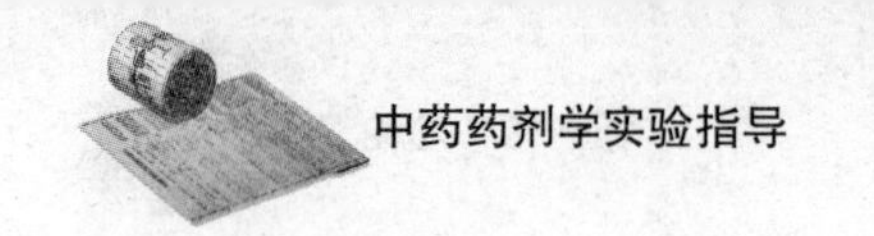

笑。不吃零食,不看报纸,不进行与实验无关的活动,严禁吸烟。

3. 严格操作规程　按实验指导认真独立操作,做到严肃态度,严格要求,严密方法。切忌马虎行事,杜绝差错事故。实验用原、辅材料应名实相符并规范、准确称量。精密仪器使用,首先熟悉性能与操作方法,用前检查,用后登记。如实准确记录实验数据与实验结果。

4. 注意安全卫生　进入实验室必须穿清洁白色的工作大衣,实验时实验桌(架)应保持整洁有序。不乱扔杂物,不随地吐痰。注意水、电安全,严防火灾、中毒事故发生。实验结束后及时清洗仪器。值日生打扫好卫生,关闭好水、电、门窗,经指导老师验收后方可离开实验室。

5. 爱护公共财物　配发的常备仪器应妥善保管存放,如有损坏,必须立即报告实验指导老师,并按有关规定登记、赔偿。注意节约水、电、气及药品、试剂等。

6. 按时完成实验报告　使用统一的实验报告册,及时完成实验报告,做到格式规范,内容真实,数据可靠,结论正确,文字简练、工整,并按时上交。

三、如何写好实验报告

实验报告既是实验者对特定条件下实验内容的书面概括,又是对实验原理、现象和结果的分析和总结;既是考查学生分析、总结实验资料能力和综合概括能力以及文字表达能力的重要内容,又是评定实验成绩的主要依据,也是完成实验的最后环节。实验报告应使用统一的实验报告册,在实验报告中,首先应列出实验序号和实验题目,具体内容应包括实验目的要求、处方、制法、现象和结果以及讨论小结等。处方应按药典格式写出实验用原、辅材料的名称与用量,必要时进行组方原理及附加剂作用等的简要分析说明。制法项下应详述各操作方法、步骤及条件控制,要如实、准确表述实验方法,实验条件,实验原、辅材料及试剂等的实际用量等。实验现象和结果项下,要客观地记录实验中观察到的有关现象及测定数据,或制成图、表等,决不可凭主观想象或简单地以书本理论替代实验结果。实验小结应是实验结果的概括性总结,要注意科学性和逻辑性,不要单纯地重复实验结果,也不要超出实验范围任意扩大,必要时可对实验结果或异常的原因加以分析。同时对与实验直接相关的思考题做出简答。实验收获、教训、建议和要求等宜单列并加说明。文字力求简练、工整。

实验成绩的评定一般由实验预习、实验操作、实验结果、实验报告、卫生纪律、实验理论考试等方面组成,而实验操作和实验报告各占 25% 比例。实验报告应按要求及时集中上交实验指导老师评阅,若拖延上交时间,将酌情扣减实验成绩。

实验室安全须知

一、加强安全教育，牢固树立“以人为本，安全第一，预防为主”的安全意识。

二、实验室禁止抽烟和玩火，涉及有毒或刺激性气体的实验必须戴防护用具或在通风橱内（或通风处）进行。

三、危险化学品、易制毒试剂按规定购置后，专库保管，专账记录，双人双锁管理，并按规定取用，使用后剩余药品须交回库房。

四、实验中产生的废液、废渣应倒入废液池，不得随意丢弃或倒入下水道，废气按规定处理后排放。

五、实验人员应熟悉实验室水电开关、仪器紧急制动开关，熟悉消防器材的使用方法和使用范围。

六、严格按照操作规程使用相关仪器设备，定期检查、维护，严禁拆卸、组装或改变用途。

七、严禁私拉、乱接电源，用电仪器设备接通电源后，实验人员不得离开，用电仪器负荷不得超过线路的总负载。使用完毕，应立即关闭电源。

八、实验中所使用的实验材料、PE 手套、一次性注射器等实验废弃物应统一回收处理，不得随意乱扔。

九、工作人员离开实验室前除关好门窗外，应认真检查水、电，尤其是停电停水时，更应避免疏忽遗忘而发生重大事故。

中药药剂学实验基本操作

中药原料药一般均需经粉碎、过筛、混合、提取、分离、精制等前处理工艺，其目的是除去大部分杂质，并制成中间体，这是中药药剂学制备的基本操作，应加以掌握。

一、粉碎

粉碎是借助机械力将大块固体物料碎裂成规定细度的操作过程。粉碎的目的主要是：便于药剂的制备与调配；利于药材有效成分的浸出；增加难溶性药物的溶出速率，有利于吸收；利于新鲜药材的干燥和贮存。常用的粉碎的方法：

1. 干法粉碎　干法粉碎系指将药材适当干燥后进行粉碎的方法。有混合粉碎、单独粉碎等方法。

（1）混合粉碎：系将处方中药物适当处理后，全部或部分混合在一起粉碎的方法。复方制剂中多数药材采用此法粉碎。特殊的混合粉碎方法包括：①串料（串研）：含黏液质、糖分、树脂、树胶等黏性成分较多药材，如熟地、枸杞、大枣、桂圆肉、山萸肉、黄精、玉竹、天冬、麦冬等，难以单独粉碎。可先将处方中非黏性药材混合粉碎为粗粉，陆续掺入这些黏性药材，再行粉碎；或将黏性药材与其他药材混合先作粗粉碎，再将粗粉碎的混合物料于60℃以下充分干燥后，再行粉碎。②串油：对于含有较多油脂性药材的处方，可先将处方中其他药材粉碎为细粉，再掺入油脂性药材粉碎；或将油脂性药材捣成糊状，再掺入其他细粉粉碎。桃仁、柏子仁、酸枣仁、紫苏子、胡桃仁等药材，常需串油粉碎。其他，如乌鸡白凤丸、全鹿丸、大补阴丸等处方中含皮、肉、筋、骨等动物药，粉碎前需蒸罐处理。

（2）单独粉碎：系将一味药物单独粉碎的方法。本法适用于贵重细料药，如冰片、麝香、牛黄、羚羊角等；毒性药，如马钱子、红粉等；刺激性药，如蟾酥；氧化性或还原性强的药物，如火硝、硫黄、雄黄等；树脂、树胶类药，如乳香、没药等。因质地坚硬而不便与他药混合粉碎的药材亦宜单独粉碎。

2. 湿法粉碎　湿法粉碎系在药料中加入适量的水或其他液体进行研磨粉碎的方法。常用的有“水飞法”和“加液研磨法”。

（1）水飞法：系将药料碎为粗颗粒，加入适量水进行研磨或球磨，当部分细粉混悬于水中时，及时将混悬液倾出，余下的粗药料再加水研磨，如此反复，直至全部粉碎为细粉，合并混悬液，静置沉降，取出沉淀的细粉干燥，即得极细粉。如朱砂、炉甘石、珍珠、滑石粉等矿物、贝壳类药物可用水飞法制得极细粉。但水溶性的矿物药如硼砂、芒硝等则不能采用水飞法。

（2）加液研磨法：系将药料中加入少量液体（乙醇或水）后进行研磨，直至药料被研细为止。如樟脑、冰片、薄荷脑、麝香等药的粉碎。

3. 低温粉碎　低温粉碎系指将药材冷却或在低温条件下粉碎的方法。乳香、没药等树脂、树胶类药物，含糖分、黏液质、胶质较多的红参、玉竹、牛膝等药物，以及中药干浸膏等，通过低温增加脆性，易于粉碎。

4. 超微粉碎　超微粉碎系采用适当的设备将药材粉碎至粒径在数十个微米以下的粉碎技术。经超微粉碎后的药粉粒径达到微米级，显著增加了药物的表面积，植物性药材细胞破壁率可达95%以上。但需要特殊设备，耗能较大。超微粉碎适合于因溶出速度低导致药物难以吸收的难溶性药物和有效成分难以从组织细胞中溶出的植物性药材的粉碎。

二、中药的筛析

筛析是将固体粉末按粗细不同分离的技术。筛，即过筛，系指通过具有一定大小孔径的工具使粗粉和细粉分离的操作过程；析，即离析，系指粉碎后的药物粉末借助空气或液体流动或离心力，使粗粉与细粉分离的操作。筛析的目的：将粉碎好的颗粒或粉末分等，以满足制备各种剂型的需要；起混合作用，保证组成分的均匀性。

药筛按制法可分为两类：

（1）冲眼筛（模压筛）：系在金属板上冲压出圆形的筛孔而制成。其筛孔坚固，孔径不易变动，但孔径不能太细，多用于高速旋转粉碎机械的筛板及药丸的分档筛选。

（2）编织筛：系用不锈钢丝、铜丝、尼龙丝、绢丝等编织而成。其筛线易移位使筛孔变形。常用金属丝做筛线，并在交叉处压扁起固定作用。

三、中药的混合

混合系指将两种或两种以上固体药物粉末相互均匀分散的过程。其目的是使药物混合粉末中各组分含量均匀一致。

混合的原则：

1. 等量递增　也称"等量递增法"。对于不同组分，剂量相差悬殊的配方，可将组分中剂量小的粉末与等量的量大的药物粉末一同置于适当的混合器械内，混合均匀后再加入与混合物等量的量大的组分同法混匀，如此反复，直至组分药物粉末混合均匀。

2. 打底套色　对于不同组分、色泽或质地相差悬殊的配方，可将量少、色深或质重的粉末放置于混合容器中作为底料（打底），再将量多、色浅或质轻的药物粉末分次加入，采用"等量递增法"混合均匀（套色）。混合时通常先用量大组分饱和混合器械，以减少量小的药物组分在混合器械中因吸附造成相对较大的损失。

混合的方法：

1. 搅拌混合法　不同组分的药物粉末采用人工或搅拌混合机反复搅拌混合均匀。适用于剂量、色泽与质地相近的不同组分药物粉末的混合。

2. 研磨混合法　不同组分的药物粉末置于混合器中一同研磨至混合均匀。较适宜于结晶性药物粉末的混合，而对于吸湿性、氧化还原性药物则不适用。

3. 过筛混合法　不同组分的药物粉末一同反复过筛至混合均匀。对于质地相差较大的不同组分药物粉末采用该法难以混合均匀，通常需配合其他混合方法。

以上不同的方法常配合使用，以达到混合均匀的效果。

四、中药的浸提

1. 浸提原理　浸提指溶剂进入药材细胞组织溶解其有效成分后变成浸出液的全部

过程。是溶质由药材固相转移到溶剂液相中的传质过程，以扩散原理为基础。

2. 常用浸提方法与适用范围、特点

（1）煎煮法：适用于有效成分溶于水，对湿、热较稳定的药材。特点是浸提成分谱广，带杂质多。

（2）浸渍法：适用于黏性药材、无结构组织；新鲜、易膨胀药材、价格低廉的芳香性药材。特点是静态浸出，溶剂利用率低，有效成分浸出不完全。提取效率：重浸渍法 > 热浸渍法 > 冷浸渍法。

（3）渗漉法：适用于贵重药材、毒性药材、有效成分含量较低的药材；高浓度制剂的制备。特点是动态浸出，浓度差高，溶剂利用率高，有效成分浸出完全。浸出效率：重渗漉法 > 单渗漉法。

（4）回流法：适用于对湿、热稳定，有效成分溶于有机溶剂的药材。特点是用有机溶剂提取，溶剂能循环使用，耗用量少。

（5）水蒸气蒸馏法：适用于含挥发性成分的药材。

（6）超临界流体提取法：适用于含脂溶性有效成分药材，含热敏、易氧化成分药材。特点是一般用超临界 CO_2 流体萃取，提取温度低，效率高，杂质少。

五、精制与分离

1. 常用精制方法

（1）水醇法与醇水法：利用中药材中有效成分大部分既溶于水又溶于乙醇的原理，通过水和不同浓度乙醇交替处理而进行精制的方法。50% ～ 60% 乙醇可除去淀粉、黏液质等杂质，70% 以上可除去蛋白，80% 以上可除去多糖。

（2）透析法：利用小分子物质在溶液中可通过半透膜，大分子物质不能通过的原理，而达到分离的目的。中药提取液中的多糖、蛋白质、鞣质、树脂等为高分子物质，不能通过半透膜。常用透析膜：动物膀胱膜、火棉胶膜、羊皮纸膜、再生纤维素膜、玻璃纸膜。操作要点：经常更换透析袋外蒸馏水，以保持膜内外较大浓度差。判断透析是否完全，可用定性反应检查膜内药液有效成分或指标成分。

（3）盐析法：在含蛋白质等高分子溶液中加入大量电解质（中性盐），降低高分子物质溶解度使其沉淀析出而与其他成分分离。

（4）大孔树脂吸附技术：采用特殊的吸附剂，从中药提取液中选择性地吸附有效成分。该技术具有以下特点：缩小剂量；减小产品的吸潮性；可有效除去重金属；具有较好安全性；再生简单，使用寿命长。

2. 常用分离方法

（1）沉降分离法：依据本身重力在液体介质中自然沉降，用虹吸法吸取上清液，使固/液体达到分离。适用范围：固体物含量高的水提液粗分离。

（2）离心分离法：通过离心技术使料液的固液产生不同离心力而达到分离。适用范围：含水量高、不溶性微粒或黏度大的滤浆；密度不同且不相混溶液体的分离。

（3）滤过分离法：通过滤材使微粒被截留，经介质孔道流出滤液达到分离。常用的方法有：常压滤过、减压滤过、加压滤过、薄膜滤过、超滤。

六、中药的浓缩

浓缩是缩小中药提取液体积的重要操作单元。其应用的重要手段是蒸发。常用蒸发方法：

（1）常压蒸发：液体在一个大气压下的蒸发。有效成分易破坏，效率低，溶媒无法回收。

（2）减压蒸发：在密闭蒸发器内抽真空降低液面蒸汽压，使药液沸点降低的蒸发操作。能防止或减少热敏性物质的分解，效率较高，溶媒可回收。

（3）薄膜蒸发：使液体在蒸发时形成薄膜而进行蒸发的操作。比减压蒸发更具优越性。浸出液浓缩速度快，受热时间短，成分不易被破坏；能连续操作，可在常压或减压下进行；能将溶剂回收重复使用。

（4）多效蒸发：节能型蒸发器。将前效所产生的二次蒸汽引入后一效作为加热蒸汽。

七、中药的干燥

干燥是利用热能除去湿物料中的水分或其他溶剂，从而获得干燥物品的工艺操作。

1. 常压干燥　在常压下进行，干燥时间长，易因过热引起有效成分破坏，干燥后较难粉碎。

2. 减压（真空）干燥　在负压下进行干燥的方法。温度较低，产品质松易于粉碎，适于中药浸膏、不耐高温的物料。

3. 沸腾干燥　利用热空气使湿颗粒悬浮，呈流态化，似“沸腾状”，热空气在湿颗粒间通过，在动态下进行热交换，带走水气而达到干燥目的。适于湿粒性物料的干燥和水丸的干燥。热利用率较高，干燥速度快，产品质量好。

4. 喷雾干燥　从药液直接得到干燥粉末的操作。直接将浸出液喷雾于干燥器内与通入干燥器的热空气接触，水分迅速汽化，从而获得干粉或颗粒。适用于热敏性物料的干燥，制品质地松脆，溶解性能好。是目前浸膏液固化的最常用方法。

5. 冷冻干燥　将被干燥液体物料冷冻成固体，在低温减压条件下利用冰的升华性能，使物料低温脱水而达到干燥目的的一种方法。其特点是能使药品避免高温分解变质；干燥制品多孔疏松，易于溶解；含水量低，一般为 1% ～ 3%，有利于药品长期储藏。适于生物制品，如酶、蛋白质等热敏性药物及血浆、血清、抗生素等生物制品。粉针剂多用此法制备。

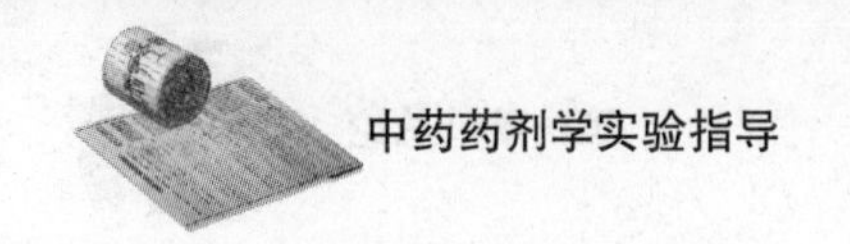

6. 红外线干燥法　利用红外线辐射器产生的电磁波被含水物料吸收后，直接转变为热能，使物料中水分汽化而干燥。属于辐射加热干燥。

7. 微波干燥法　制药工业上微波加热干燥用 915 MHz 和 2 450 MHz 两个频率，后者在一定条件下兼有灭菌作用。中药饮片、水丸、蜜丸、袋泡茶等用微波干燥，不仅干燥速度快，而且可提高产品质量。微波可穿透介质较深，物质的内部和表面可同时均匀加热，热效率高，干燥时间短，不影响产品的色香味及组织结构，且兼有杀虫和灭菌作用。

GMP 的基本知识

一、什么叫药品？

药品是指用于预防、缓解、诊断、治疗人的疾病，有目的调节人的生理机能并规定有适应证或功能主治、用法和用量的物质，包括中药材、中药饮片、中成药、化学原料药及其制剂、抗生素、生化药品、放射性药品、血清、疫苗、血液制品和诊断药品等。

二、什么是 GMP？

英文名：Good Manufacturing Practice

直译：《优良药品的生产实践》

通用名：《药品生产质量管理规范》

1998 年 GMP 共 14 章 88 条。2008 年 GMP 共 14 章 310 条，另加生物制品 8 章 58 条。目前 GMP 认证条款共有 259 条，其中关键项目（条款号前加“*”）92 项，一般项目 167 项。

实施 GMP 的目的：确保企业的生产和控制活动能始终如一地获得符合药品批准文件或质量标准的要求并符合预定用途的药品。

三、GMP 在国外、国内医药行业的发展

（一）国外发展情况

美国 FDA 于 1963 年首先颁布了 GMP，这是世界上最早的一部 GMP。在实施过程中，经过数次修订，可以说是至今较为完善、内容较详细、标准较高的 GMP。美国要求，凡是向美国出口药品的制药企业以及在美国境内的制药企业，都要符合美国 cGMP（即美国现行药品生产质量管理规范）要求。

1969 年 WHO 也颁发了 GMP，经过了 3 次修订，现行版也是一部较全面的 GMP，成

为国际性 GMP 的基础。

1971 年，英国制定了 GMP（第一版）；1977 年进行修订，出了第二版；1983 年公布了第三版；现由欧共体[注]GMP 代替。

1972 年，欧共体公布了 GMP 指南，开始指导欧共体国家的药品生产；1983 年进行了较大的修订，1989 年公布了新的 GMP，1991 年欧共体对 GMP 指南又进行了修订，公布了欧洲共同体药品生产管理规范新版本。

1972 年，日本以 WHO 的 GMP 为蓝本做准备，于 1974 年 9 月颁布了 GMP，1976 年开始执行。1979 年经日本药事会修订后的 GMP 正式作为一个法规在制药行业中执行。

1988 年，东南亚国家联盟也制定了 GMP，作为东南亚联盟各国实施 GMP 的文本。

此外，德国、法国、瑞士、澳大利亚、韩国、新西兰、马来西亚等国家和地区，也先后制定了 GMP。到目前为止，世界上已有 100 多个国家和地区实施了 GMP 或准备实施 GMP。

（二）国内发展情况

1982 年，中国医药工业公司对照一些先进国家的 GMP 制定了我国第一个 GMP 标准（试行稿）。1984 年，中国医药工业公司又对 1982 年的 GMP 试行稿进行修改，经原国家医药管理局审查后，正式颁布全国推行。1988 年，根据《药品管理法》，国家卫生部颁布了我国第一部 GMP（1988 年版），作为正式法规执行。1991 年根据《药品管理实施办法》的规定，原国家医药管理局成立了推行 GMP、GSP 委员会，协助原国家医药管理局，负责组织医药行业实施 GMP 和 GSP 工作。1992 年，国家卫生部又对 GMP（1988 年版）进行修订，并颁布 GMP（1992 年修订）。1998 年，国家药品监督管理局总结近几年来实施 GMP 的情况，对 1992 年修订的 GMP 进行修订，于 1999 年 6 月 18 日颁布了 GMP（1998 年修订），1999 年 8 月 1 日起施行。

四、国家对企业实施 GMP 的总体规划

1. 2004 年 6 月 30 日以前，我国所有药品制剂和原料药的生产必须符合 GMP 要求，并取得“药品 GMP 证书”。

2. 生产血液制品、粉针剂和大容量注射剂、小容量注射剂的企业，分别在 1998 年 12 月 31 日、2000 年 12 月 31 日、2002 年 12 月 31 日后，仍未取得该剂型或类别“药品 GMP 证书”的，一律不得生产该剂型或类别药品。

3. 凡申请药品 GMP 认证的药品生产企业，应在 2003 年 12 月底前完成申报工作，并将相关资料报送所在地省、自治区、直辖市食品药品监督管理局。

4. 自 2003 年 1 月 1 日起，药品生产企业若有未取得“药品 GMP 证书”的药品类别

注：欧共体于 1993 年 11 月 1 日更名为欧盟。

或剂型（包括生产车间、生产线），并准备申请药品GMP认证的，应一次性同时申报，药监局将不再受理同一企业多次GMP认证申请。

5. 新开办药品生产企业（包括新增生产范围、新建生产车间）必须通过GMP认证，取得“药品GMP证书”后，方可核发《药品生产企业许可证》。

6. 申请仿制药品的生产企业，若未取得相应剂型或类别“药品GMP证书”，药监局不受理其仿制药品生产申请。

7. 申请新药生产的药品生产企业，若在规定的药品GMP认证期限后，仍未取得相应剂型或类别“药品GMP证书”，将不予核发其相应的药品生产批准文号。

8. 凡未取得“药品GMP证书”的药品生产企业，一律不得接受相应剂型药品的委托生产。

9. 药品经营企业和医疗机构在药品招标采购工作中，应优先选购取得“药品GMP证书”的药品生产企业生产的药品。

10. 自2008年1月1日起，我国所有中药饮片必须在符合GMP要求的条件下生产。

五、GMP与质量管理的关系

GMP在本质上是预防性的质量管理，它的出发点是不仅是最终产品检验合格，而且是制造全过程都合格。

（一）实施GMP与质量管理的目的是一致的

1. 防止不同药物或其组分之间发生混杂；

2. 防止由其他药品或其他物质带来的交叉污染的情况发生，包括物理污染，化学污染，生物和微生物污染等；

3. 防止差错，防止计量传递和信息传递失真，把人为的误差降低到最小限度；

4. 防止遗漏任何生产和检验步骤的事故发生；

5. 防止任意操作不执行与低限投料等违章违法事故发生，保证药品的质量。

（二）GMP是质量管理工作的基本准则

（三）实施GMP是质量管理的具体化工作

GMP的定位：是药品生产必须达到的最低要求，GMP认证证书是企业进入市场的通行证。

GMP证书有效期是五年。

GMP管理的特点：GMP的管理是文件管理，任何活动必须有书面的依据及相应的记录。“写下要做的，做好所写的，记下所做的。”

实施 GMP 的意义：保证生产出安全、有效、均一、稳定、方便、经济的药品，其中“安全”列为首位。

GMP 管理的三要素：人员，也叫湿件，是第一要素；硬件，包括厂房、设施、设备、仪器；软件，包括文件（分为 TS、SMP 和 SOP）、记录、验证。

GMP 原则：最大限度地追求药品在生产过程的均一性，杜绝差错和污染，确保药品质量完全符合工艺要求和质量标准。

GMP 的实施技术可以多样并不断优化。如：记录必须真实、及时、清晰、数据完整，实施中由人工、仪表和电脑记录。

六、GMP 中质量相关用语及概念

质量：产品、过程或服务满足规定潜在的需求（或需要）的特征和特征的总和。

污染：指原材料或成品被微生物或外来物质所污染。一般可分为三个方面，一是微生物引起的污染；二是原料或产品被生产中另外的物料或产品混入引起的污染，如生产设备中的残留物，操作人员的服装引入或散发的尘埃、气体、雾状物等；三是除前述两种污染以外，由其他物质或异物等对药品造成的污染。

混淆：指一种或一种以上的其他原料或成品与已标明品名等的原辅料或成品相混，通俗的说法称之为“混药”。如：原辅料与原辅料、成品与成品、有标志的与未标志的混淆等。

包装材料：药品包装所用的任何材料，包括与药品直接接触的包装材料和印刷包装材料，但不包括发运用的外包装材料。

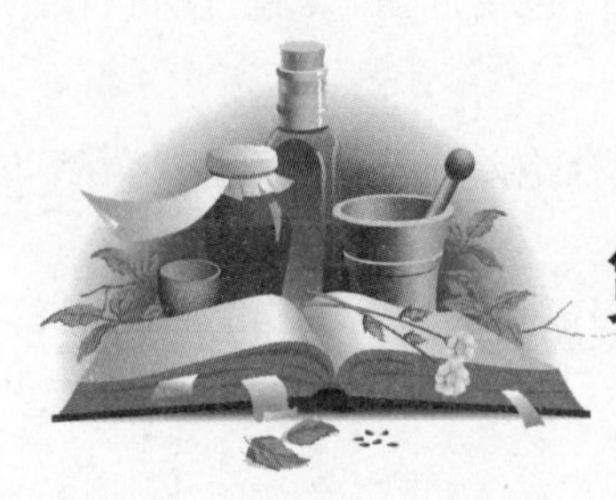

第二章 基础实验

实验一 散剂的制备

一、实验目的要求

1. 掌握一般散剂、含毒性成分散剂、含共熔成分散剂的制备及操作要点。

2. 掌握粉碎、过筛、混合的基本操作以及“等量递增法”“打底套色法”的混合方法。

3. 熟悉散剂质量检查和包装方法。

二、实验指导

1. 散剂系指一种或多种药物均匀混合制成的粉末状制剂,分为内服散剂和外用散剂。散剂的制备工艺流程一般包括药料准备→粉碎→过筛→混合→分剂量→质检→包装等。

2. 常用的粉碎器械有万能磨粉机、柴田式粉碎机、球磨机、流能磨、铁研钵、研钵等。药物的粉碎度与药物性质、剂型及给药方式等有关。因此,散剂的种类及使用方法不同,对其粉碎度的要求也不同。除另有规定外,一般内服散剂应通过六号筛(100 目),儿科或外科用散剂应通过七号筛(120 目),煮散剂应通过二号筛(24 目),眼用散剂应通过九号筛(200 目)。

3. 混合是制备复方散剂的重要操作步骤。混合的方法有搅拌混合、研磨混合和过筛混合等。而混合均匀与否直接影响散剂剂量的准确性、疗效及外观。尤其是对毒性药更为重要。而散剂中各组分的比例量、粉碎度、混合时间及混合方法等均影响混合的均匀性。因此,在混合操作时应注意以下几点:

(1) 散剂中各组分比例相差悬殊时,应采用等量递增法混合均匀。

(2) 毒性药物应添加一定比例量的稀释剂,制成倍散(或称稀释散)。必要时可加入着色剂和矫味剂。

（3）若处方中含有少量液体组分，如挥发油、流浸膏、酊剂等，一般可用处方中其他组分吸收，必要时可加适当的吸收剂吸收，如淀粉、蔗糖等。吸收后再与其他组分混合均匀；若含有大量液体组分，应加热浓缩除去水分，干燥再与其他组分混合均匀。

（4）若各组分的密度相差较大时，应将密度小的组分先加入研钵内，再加入密度大的组分进行混合；若组分的色泽相差明显，一般先将色深的组分加入研钵内再加入色浅的组分进行混合。

（5）若含共熔组分的散剂，应根据共熔后对药理作用的影响及处方中所含其他固体组分量的多少而定。若共熔后不影响药效或增强其药效，可先共熔后再与其他固体组分吸附混合。

4. 称取时要根据药物的轻重正确选择和使用称器；液体药物应正确选择和使用量器。

三、实验设备器皿、药品与材料

设备器皿：普通天平、乳钵、方盘、药匙、药筛、薄膜封口机、放大镜、烧杯、量杯、玻棒等。

药品与材料：滑石粉、甘草、冰片、硼砂、朱砂、玄明粉、薄荷脑、薄荷油、樟脑、麝香草酚、水杨酸、升华硫、氧化锌、硼酸、淀粉、1% 胭脂红乳糖、乳糖、硫酸阿托品、称量纸、包装材料（包药纸、塑料袋等）等。

四、实验内容

（一）益元散

【处方】滑石 30.0 g　甘草 5.0 g　朱砂 1.5 g

【仪器与设备】粉碎机、研钵、研锤、电子天平、药筛等。

【制法】朱砂水飞成极细粉，过八号筛；滑石，甘草各粉碎成细粉，过六号筛。先取少量滑石粉放于研钵内进行研磨，以饱和研钵的表面能，再将朱砂置研钵内，此为打底套色法，接下来以等量递增法与滑石粉和甘草混匀，即得。按每包 3 克分。

注：

1. 水飞　即将药物先打成碎块，除去杂质，放入研钵内，加入适量水，用研锤用力研磨。当有部分细粉研成时，应倾泻出来，余下的药物再反复研磨，倾泻，直至全部研细为止，再将研得的混悬液合并，将沉淀得到的湿粉干燥，研散，过筛，即得极细粉。在研磨时，要以一个方向研磨，保证出粉细腻。

2. 打底套色法　所谓“打底”系指将量少的、色深的药物先放入研钵中作为基础（此之前应先饱和研钵的表面能）。“套色”是将量多的、色浅的药粉逐渐分次加入研钵中，轻研混匀。

3. 加入药物的顺序　先色深，后色浅；先量小，后量多；先质轻，后质重。

【功能与主治】清暑利湿。用于感受暑湿，身热心烦，口渴喜饮，小便黄少。

【用法用量】调服或煎服，一次 2 包，一日 2 次。

【质量评价】

1. 性状　本品为浅红色粉末；味甜，手捻有润滑感。

2. 定性鉴别　显微鉴别，观察本品显微特征。薄层色谱鉴别本品中甘草次酸。

3. 含量测定　采用铁铵矾指示剂法（Volhard 法），测定本品中硫化汞（HgS）的含量。

（二）冰硼散

【处方】冰片 50 g　硼砂（炒）500 g　朱砂（水飞）60 g　玄明粉 500 g

【制法】以上 4 味药，朱砂水飞或粉成极细粉，其他各药研细，过 100 目筛。先将朱砂与玄明粉套研均匀，再与硼砂研合，过筛，然后加入冰片研匀，过筛即得。

【功能与主治】解毒、消炎、止痛。用于咽喉、牙龈肿痛，口舌生疮。

【用法与用量】敷患处，每次用少量。

【注意事项】

1. 硼砂炒后失去结晶水后称煅月石。

2. 玄明粉为芒硝经精制后，风化失去结晶水而得。用途同芒硝，外用治疮肿、丹毒、咽喉口疮。作用较芒硝缓和。

3. 冰片即龙脑，外用能消肿止痛。冰片为挥发性药物，故在制备散剂时最后加入，同时密封贮藏，以防成分挥发。

4. 混合时取少量玄明粉放于乳钵内先行研磨，以饱和乳钵的表面能。再将朱砂置研钵中，逐渐加入等容积玄明粉研匀，再加入硼砂研匀。

（三）痱子粉

【处方】麝香草酚 6 g　薄荷脑 6 g　薄荷油 6 mL　樟脑 6 g　水杨酸 14 g　升华硫 40 g　硼酸 85 g　氧化锌 60 g　淀粉 100 g　滑石粉加至 1 000 g

【制法】取麝香草酚、薄荷脑、樟脑研磨形成低共熔物，与薄荷油混匀。另将水杨酸、硼酸、氧化锌、升华硫及淀粉分别研细混合，用混合细粉吸收共熔物，最后按等量递增法加入滑石粉研匀，使成为 1 000 g，过七号筛（120 目）即得。

【功能与主治】对皮肤有吸湿、止痒、消炎作用。用于痱子、汗疹等。

【用法与用量】外用，撒布患处。一日 1 ～ 2 次。

【注意事项】

1. 滑石粉、氧化锌等用前以干热灭菌 150℃ 1 h。淀粉以 105℃烘干备用。

2. 处方中麝香草酚、薄荷脑、樟脑为共熔组分，研磨混合时产生液化现象，需先以少量滑石粉吸收后,再与其他组分混匀。

3. 处方中樟脑、薄荷脑具有清凉止痒作用;氧化锌有收敛作用;硼酸具有轻微消毒防腐作用;水杨酸、升华硫、麝香草酚可增强止痒、消毒作用;滑石粉可吸收皮肤表面的水分及油脂:故用于治疗痱子、汗疹等。

4. 本品应为白色极细粉,具有清凉嗅味。

(四)硫酸阿托品散

【处方】硫酸阿托品 1.0 g 1% 胭脂红乳糖 0.5 g 乳糖加至 98.5 g

【制法】先取少量乳糖加入研钵中研磨,使研钵内壁饱和,将硫酸阿托品与胭脂红乳糖置乳钵中研匀,再以等量递增混合法逐渐加入乳糖,研匀,待色泽一致后,分装,每包 0.1 g。

【作用与用途】抗胆碱药,常用于胃肠痉挛、疼痛等。

【用法与用量】口服,疼痛时一次 1 包,(相当硫酸阿托品 0.001 g)。

【注意事项】

1. 硫酸阿托品为毒剧药,因剂量小,为了便于称取、服用、分装等,故需添加适量稀释剂制成倍散。为保证混合的均匀性,故加胭脂红染色。

2. 为防止乳钵对药物的吸附,研磨时应选用玻璃乳钵并先加少量乳糖研磨使之饱和乳钵。

3. 处方中的胭脂红乳糖作为着色剂。1% 胭脂红乳糖的配制方法为:取胭脂红 1 g 置研钵中,加 90% 乙醇 15 mL 研磨使溶解,加少量乳糖吸收并研匀,再按等量递增法研磨至全部乳糖加完并颜色均匀为止,在 60℃干燥,过 100 目筛,即得 1% 胭脂红乳糖。

五、散剂的质量的检查

1. 外观检查 散剂应干燥、疏松、混合均匀、色泽一致。

2. 均匀度检查 按照《中国药典》2015 年版一部附录 6 页 Ⅰ B 检查,取供试品适量置光滑纸上,平铺约 5 cm^2,将其表面压平,在亮处观察,应呈现均匀的色泽,无花纹、色斑。

3. 水分 按照《中国药典》2015 年版附录 53 页 Ⅸ H 法测定,除另有规定外,水分不得超过 9.0%。

4. 装量差异 按照《中国药典》2015 年版一部附录 Ⅰ B 依法检查。按剂量分类的散剂,取散剂 10 包(瓶),分别精密称定每包(瓶)的重量后,将每包(瓶)内容物重量与标示量比较,超出装量差异限度散剂应不得多于 2 包(瓶),并不得有 1 包(瓶)超出装量差异限度 1 倍。单剂量包装散剂装量差异限度见表 1-1。

表 1-1　单剂量包装散剂装量差异限度

标示装量（g）	装量差异限度（%）
0.1 或 0.1 以下	±15
0.1 以上至 0.5	±10
0.5 以上至 1.5	±8
1.5 以上至 6.0	±7
6.0 以上	±5

多剂量分装的散剂按照最低装量检查法（《中国药典》2015 年版一部附录Ⅻ C）检查，应符合规定。

5. 微生物限度　按照微生物限度检查法（《中国药典》2015 年版一部附录ⅫⅠ C）检查，应符合规定。内服散剂不得检出大肠杆菌、活螨或螨卵；外用散剂不得检出金葡菌和绿脓杆菌；用于外伤的散剂不得检出破伤风杆菌。

六、实验结果

将单剂量包装散剂装量差异限度检查结果填于表 1-2。

表 1-2　重量差异检查结果

散剂名称	标示量（g）	每包实际重量（g）										误差限度	不合格包数	合格包数	结果
		1	2	3	4	5	6	7	8	9	10				

七、思考题

1. 散剂的制备主要包括哪些步骤？

2. 散剂处方中含有少量挥发性液体及流浸膏时应如何制备？

3. 何谓低共熔？处方中常见的低共熔组分有哪些？如何制备含低共熔组分的散剂？

实验二　浸出剂的制备

Ⅰ　酒剂、酊剂与流浸膏的制备

一、实验目的要求

1. 掌握酒剂、酊剂与流浸膏的制备方法及操作要点。

2. 掌握浸渍法、渗漉法等浸出方法的操作方法及操作注意事项。

3. 熟悉含醇制剂的含醇量测定方法。

二、实验指导

1. 酒剂、酊剂与流浸膏均为含醇浸出制剂，成品均应检查乙醇含量。酒剂与酊剂尚须做甲醇量检查。

2. 酒剂系指将药材用蒸馏酒浸提成分而制得澄清液体剂型。对药材量无统一的规定，通常是以酒为浸出溶剂，采用冷浸渍法、热浸渍法、渗漉法、回流法制备，可加适量的炼糖或炼蜜矫味。

3. 酊剂系指药物用规定浓度的乙醇提取或溶解而制成的澄清液体制剂，亦可用流浸膏稀释制成。除另有规定外，毒性药的酊剂，每 100 mL 相当于原药材 10 g；其他酊剂，每 100 mL 相当于原药材 20 g。通常以不同的乙醇为溶媒，采用溶解法、稀释法、浸渍法、渗漉法制备。

4. 流浸膏系指药材用适宜的溶剂提取、蒸去部分溶剂，调整浓度至规定标准而制成的制剂。除另有规定外，每毫升相当于原药材 1 g。一般以不同浓度的乙醇为溶剂，多用渗漉法制备，亦可用浸渍法、煎煮法制备。操作方法及要点见教材，不再赘述。流浸膏成品至少含 20% 的乙醇，若以水为溶剂的流浸膏，其成品中亦需加 20% ～ 25% 的乙醇做防腐剂，以利于贮存。

5. 渗漉法的工艺流程为：药材粉碎→润湿→装筒→排气→浸渍→渗漉→收集渗漉液。采用渗漉法制备流浸膏时，按渗漉法操作，收集渗漉液时应先收集药材量 85% 的初漉液，另器保存，继续渗漉，收集药材量 3 ～ 4 倍的续漉液。续漉液回收乙醇，低温浓缩至稠膏状，与初漉液合并，搅匀，调整至规定的标准，静置 24 h 以上，滤过，即得。

6. 药材的粉碎度应适宜，以利于有效成分的浸出，若过粗有效成分浸提不完全，过细则渗漉、过滤等处理较困难。装筒前药材应润湿，使其充分膨胀；装筒时应将药粉分次加入，层层铺平，松紧一致；装溶剂时应排除筒内气泡。避免冲动粉柱，使提取完全。

三、实验设备器皿、药品与材料

设备器皿：磨塞广口瓶、渗漉筒、木槌、接收瓶、铁架台、蒸馏瓶、冷凝管、温度计、水浴锅、烧杯、量筒、量杯、脱脂棉、滤纸、电炉、蒸发器、漏斗、天平等。

药品：五加皮、制川乌、制草乌、木瓜、红花、麻黄、乌梅、甘草、土槿皮、橙皮、远志、乙醇、白酒、氨溶液等。

四、实验内容

（一）抗风湿酒

【处方】五加皮、制川乌、制草乌、木瓜、红花、麻黄、乌梅、甘草各 10 g　白酒 500 mL

【制法】取以上各药加白酒 500 mL，加热回流提取 2 h 后，放冷过滤，滤渣用力压榨，所得压榨液与滤液合并，静置 24 h，过滤即得。

【功能主治】祛风散寒，除湿止痛。用于风湿性关节炎、腰腿痛等。

【用法用量】口服，一日 3 次，一次 5 ～ 10 mL。

【注意事项】

1. 乙醇量测定根据《中国药典》2015 年版二部附录Ⅶ E 所载气相层析法测定，应符合规定。

2. 为使药材中有效成分充分地浸出，处方中质地坚硬的药材应适当粉碎成粗末。但不宜过细，否则造成过滤困难。

3. 浸渍期间，应注意时常振摇或搅拌。亦可采用热浸渍法制备。

（二）土槿皮酊

【处方】土槿皮 200 g　乙醇（80%）适量　制备量 100 mL

【制法】取土槿皮粗粉，置广口瓶中，加 80% 乙醇 100 mL，密闭浸渍 3 ～ 5 日，时加振摇或搅拌，滤过，残渣压榨，滤液与压榨液合并，静置 24 h，滤过，自滤器上添加 80% 乙醇使成 100 mL，搅匀，滤过，即得。

【功能主治】杀菌，治脚癣。

【用法用量】外用，将患处洗净擦干后，涂于患处上，一日 1 ～ 2 次。

【注意事项】

1. 本品所用原料土槿皮以 2 号粉为宜，粉末过细过滤较困难。

2. 在浸渍期间，应注意时常振摇或搅拌。为提高浸提效率，可采用重浸渍法。

（三）橙皮酊

【处方】橙皮（最粗粉）20g　乙醇（60%）适量　制备量 100 mL

【制法】按浸渍法制备。称取干燥橙皮粗粉，置入广口瓶中，加 60% 乙醇 100 mL，密盖，时加振摇，浸渍 3 ～ 5 日，倾出上层清液，用纱布过滤，压榨残渣，压榨液与滤液合并，静置 24 h，滤过，即得。

【功能主治】理气健胃。用于消化不良，胃肠气胀。为芳香或苦味健胃药，亦有祛痰作用，常用于配制橙皮糖浆。

【用法用量】口服，一日 3 次，一次 2 ～ 5 mL。

【注意事项】

1. 新鲜橙皮与干燥橙皮的挥发油含量相差较大，故本品所用原料以干燥橙皮为宜，如用鲜橙皮为原料，投料量可酌情增加，乙醇浓度可增加至 70%，以保证有效成分的浸出。

2. 用 60% 乙醇足以使其中的挥发油全部浸出，且乙醇浓度不宜过高，以防止橙皮中的苦味质与树脂等杂质过多地混入。

3. 浸渍时，应注意适宜的温度并时加振摇，以利于有效成分的浸出。

4. 浸渍法目前也可采用超声波强化浸出：即称取干燥橙皮粗粉 20 g，置广口瓶中，加乙醇，密盖，置超声清洗机（工作频率为 25.5 ～ 36.5 kHz，输出功率不小于 250 W）的清洗槽内水液中，开机，超声浸出 1 h，停机，倾取上层清液，过滤，残渣用力压榨，压榨液与滤液合并，静置 1 h，过滤，即得。

5. 本品含乙醇量应为 50% ～ 58%。

（四）远志流浸膏

【处方】远志（中粉）100g　浓氨溶液适量　乙醇（60%）加至 100 mL

【制法】取远志，按渗漉法制备。用 60% 乙醇做溶剂，浸渍 24 h 后，以每分钟 1 ～ 3 mL 的速度缓缓渗漉，收集初漉液 85 mL，另器保存。继续渗漉，使有效成分完全漉出，收集续漉液，在 60℃以下浓缩至稠膏状。加入初漉液，混合后滴加浓氨溶液适量使呈微碱性，并有氨臭，再加 60% 乙醇稀释成 100 mL，静置，使澄清，滤过，即得。

【功能主治】祛痰药，用于咳痰不爽。

【用法用量】口服，一次 0.5 ～ 2 mL，一日 1.5 ～ 6 mL。

【注意事项】

1. 远志内含有酸性皂苷和远志酸，在水溶液中渐渐水解而产生沉淀，因此，加适量氨溶液使成微碱性，以延缓苷的水解，而产生沉淀。

2. 装渗漉筒前，应先用溶剂将药粉湿润。装筒时应注意分次投入，逐层压平，松紧适度，切勿过松、过紧。投料完毕用滤纸或纱布覆盖，加几粒干净碎石以防止药材松动或浮起。加溶剂时宜缓慢并注意使药材间隙不留空气，渗漉速度以 1 ～ 3 mL/min 为宜。

3. 药材粉碎程度与浸出效率有密切关系。对组织疏松的药材，选用其粗粉浸出即可；而质地坚硬的药材，则可选用中等粉或粗粉。粉末过细可能导致较多量的树胶、鞣质、植物蛋白等黏稠物质的浸出，对主药成分的浸出不利，且使浸出液与药渣分离困难，不易滤清使产品混浊。

4. 收集 85% 初漉液，另器保存。因初漉液有效成分含量较高，可避免加热浓缩而导致成分损失和乙醇浓度改变。

5. 本品为棕色的液体，含乙醇量应为 38% ～ 48%。

五、含醇制剂含醇量的测定

（一）气相色谱法

系用气相色谱法（《中国药典》2015 年版一部附录Ⅸ E）测定制剂在 20℃时含有乙醇（C_2H_5OH）的容量百分数。除另有规定外，按下列条件与方法测定。

1. 色谱条件与系统实用性实验　用直径为 0.25 ～ 0.18 mm 的二乙烯苯 – 乙基乙烯苯型高分子多孔小球做载体，柱温为 120℃～ 150℃；另，精密量取无水乙醇 4、5、6 mL，分别精密加入正丙醇（作为内标物质）5 mL，加水稀释成 100 mL，混匀（必要时可进一步稀释），按照气相色谱法（《中国药典》2015 年版一部附录 40 页Ⅵ E）测定，应符合要求：

（1）用正丙醇计算的理论板数应大于 700。

（2）乙醇和正丙醇两峰的分离度应大于 2。

（3）上述 3 份溶液各注样 5 次，所得 15 个校正因子的相对标准偏差不得大于 2.0%。

2. 标准溶液的制备　精密量取恒温至 20℃的无水乙醇和正丙醇各 5mL，加水稀释成 100 mL，混匀，即得。

3. 供试品溶液的制备　精密量取恒温至 20℃的供试品 10 mL（相当于乙醇约 5mL 和正丙醇 5 mL），加水稀释成 100 mL，混匀，即得。

上述两种溶液必要时可进一步稀释。

4. 测定法　取标准溶液和供试品溶液适量，分别连续注样 3 次，并计算出校正因子和供试品中的乙醇含量，取 3 次计算的平均值作为结果。

计算公式如下：

$$C\% = \frac{(hi/hs)_{样} \times 稀释倍数（10倍）}{(hi/hs)_{标}} \times Co\%$$

式中，hi 为乙醇峰值；hs 为正丙醇峰值；$Co\%$ 为内标物质与混合样的容量百分比；$C\%$ 为混合样中乙醇的百分含量。

（二）蒸馏法

系用蒸馏后测定相对密度的方法测定各种制剂中在20℃时含有乙醇（C_2H_5OH）的容量百分数。按照制剂的性质不同，分为3种测定方法。照《中国药典》2015年版一部附录Ⅺ M检查，应符合规定。

六、思考题

1. 常用的浸出方法有哪些？各有何特点？
2. 比较浸渍法与渗漉法的异同点，操作中各应注意哪些问题？
3. 比较酒剂与酊剂的异同点。
4. 渗漉法制备流浸膏为何要收集85%初漉液，另器保存？

Ⅱ　糖浆剂、煎膏剂的制备

一、实验目的要求

1. 掌握糖浆剂、煎膏剂的制备方法及炼糖方法。
2. 正确判断糖浆剂与煎膏剂的质量。
3. 学习相对密度的测定方法。

二、实验指导

1. 糖浆剂系指含有药物、药材提取物或芳香物质的浓蔗糖水溶液。单纯的蔗糖近饱和水溶液称为“单糖浆”。除另有规定外，中药糖浆剂一般含糖量应不低于60%（g/mL）；单糖浆的含糖量为85%（g/mL）。制备糖浆剂的方法有冷溶法、热溶法、混合法。

2. 用冷溶法制得的糖浆色泽较浅或无色，转化糖较少。但该法因糖溶解时间较长，制备过程中易被微生物污染，滤过亦较困难，故适用于单糖浆和不宜用热溶法制备的糖浆剂，如含挥发油或挥发性药物的糖浆剂。

3. 热溶法制备糖浆剂的优点是蔗糖溶解速度快，易于滤过澄清，可杀灭微生物，成品利于保存。但加热时间不宜太长（一般沸后5 min），否则转化糖的含量过高，制品的颜色容易变深。应趁热滤过，自滤器上添加适量蒸馏水至规定容量即得。此法适用于单糖浆，不含挥发性成分、受热较稳定的药物糖浆和有色糖浆的制备。

4. 用混合法制备糖浆剂时，应根据药物的状态和性质采用不同方式进行混合：①药物如为水溶性固体，可先加少量蒸馏水制成浓溶液后再与计算量单糖浆混合。在水中溶解度小的药物，可酌加适宜辅助溶剂使之溶解后，再与单糖浆混合，搅匀，滤过，即可。②药物为液体制剂时，可直接与计算量的单糖浆混合，搅匀，滤过。如为挥发油时，可先溶于少量的乙醇，或酌加适宜的增溶剂，溶解后再与单糖浆混匀。③药物为水浸提制剂时，可先加热使高分子杂质如蛋白质等凝固，滤过，滤液与单糖浆混匀。必要时将浸提液浓缩，加乙醇处理，回收乙醇后的药液与单糖浆混匀。④药物为含醇的制剂时，当其与单糖浆混合时，易发生浑浊而不易澄清，可加适量甘油助溶或加适量滑石粉助滤。⑤药物为干浸膏时，可加少量的甘油或其他适宜的液体稀释后，再与单糖浆混匀。⑥药物中加入防腐剂、矫味剂、着色剂等附加剂时，应先用适量的水或乙醇溶解后再与糖浆混匀。⑦药物为中药材时，可根据处方中药材的性质，选用适宜的浸提溶剂和方法，浸出有效成分或有效部位，滤出浸提液，净化，低温浓缩至适宜程度后，加入计算量的单糖浆及其他药物，混匀，即得。为了除去中药水提液中的杂质如蛋白质、淀粉、黏液质等，常用水提醇沉法纯化，再用上述方法加入计算量的单糖浆或蔗糖制备。

5. 糖浆剂中如需加入苯甲酸或山梨酸等防腐剂，其用量一般为 0.2%；对羟基苯甲酸酯类的用量一般为 0.05%；加入适当浓度的乙醇、甘油或其他多元醇亦有一定的防腐作用。如需加其他附加剂，其品种及用量应符合国家或卫生部的有关规定，应不影响制品稳定，并注意避免对检验产生干扰。必要时可添加适量的乙醇、甘油或其他多元醇。含有药材提取物的糖浆，允许有少量轻摇易散的沉淀。

6. 煎膏剂一般是先将药材提取浓缩至规定相对密度的清膏，再加入规定量的炼蜜或炼糖收膏，除另有规定外，加糖量一般不超过清膏量的 3 倍，加入量过多、蔗糖转化率不适当均可导致煎膏剂出现“返砂”现象。若需加入药物细粉收膏，应使清膏冷却后加入，搅拌混匀。煎膏剂应无糖的结晶析出。

7. 收膏时应不断搅拌，防止焦煳。收膏稠度视品种而定，相对密度一般控制在 1.40 左右。

8. 煎膏剂分装时应待煎膏充分冷却后再装入洁净、干燥的大口容器中，然后加盖，切勿热时分装加盖，以免水蒸气冷凝回流入煎膏中，久贮后产生霉败现象。

三、实验设备器皿、药品与材料

设备器皿：烧杯、不锈钢锅、蒸发皿、漏斗、玻棒、电炉、酒精灯、天平、纱布、滤纸、量杯等。

药品：蔗糖、苍耳子、辛夷、野菊花、金银花、茜草、蒸馏水等。

四、实验内容

（一）单糖浆

【处方】蔗糖 850 g　蒸馏水加至 1 000 mL

【制法】取蒸馏水 450 mL，煮沸，加入蔗糖，搅拌溶解后，加热至 100℃，沸后趁热用脱脂棉或白布滤过，自滤器添加适量的热蒸馏水，使成 1 000 mL，混匀即得。

【作用用途】有矫味、助悬作用。常用于配制液体药剂的矫味剂或制备含药糖浆，亦可做片剂、丸剂包衣的黏合剂。

【注意事项】

1. 本品为蔗糖的近饱和的水溶液，为无色或淡黄白色的黏稠液体，含蔗糖85%（g/mL），或64.74%（g/g）。25℃时相对密度为1.313。

2. 原料蔗糖应选用洁净的无色或白色干燥结晶品。盛装本品的容器和用具洗净后应干热灭菌，以防染菌。

3. 本品可用热溶法制备，也可用冷溶法制备，热溶法制得的成品因含转化糖，长期贮存后，色泽易变深，制备时加热温度不宜过高，时间不宜过长，以防蔗糖焦化与转化，而影响产品质量。以免色泽加深。加热不仅能加速蔗糖溶解，尚可杀灭蔗糖中微生物、凝固蛋白，使糖浆易于保存。

4. 乘热灌装时，应将密塞瓶倒置放冷后，再恢复直立，以防蒸汽冷凝成水珠存于瓶颈，致使糖浆发酵变质。本品应密封，在30℃以下避光保存。

（二）鼻渊糖浆

【处方】苍耳子166.4 g　辛夷31.2 g　野菊花10.4 g　金银花10. 4 g　茜草10.4 g　蒸馏水加至100 mL

【制法】以上5味，取辛夷和野菊花提取挥发油，蒸馏后的水溶液另器收集；苍耳子加水煎煮两次，每次0.5 h，合并煎液，滤过，滤液静置；金银花加水于70℃～80℃温浸两次，每次1 h，合并浸液，滤过，滤液静置；合并上述两种澄清药液和辛夷、野菊花的水溶液，浓缩至适量；另取茜草粉碎成粗粉，按渗漉法制备，用70%乙醇做溶剂，浸渍48 h后，缓缓渗漉，使有效成分完全漉出，收集漉液，回收乙醇，浓缩至适量，静置，取上清液与上述浓缩液合并，静置，滤过，滤液浓缩至适量，加入蔗糖60 g和山梨酸0.2 g，煮沸溶解，滤过，冷却，加入上述辛夷和野菊花挥发油，加水至100 mL，搅匀，即得。

【功能与主治】祛风宣肺，清热解毒，通窍止痛。用于鼻塞鼻渊，通气不畅，流涕黄浊，嗅觉不灵，头痛，眉棱骨痛。

【用法与用量】口服，一次15 mL，一日3次；小儿酌减。

【注意事项】

1. 本品为深棕色的黏稠液体；具芳香气，味甜而苦。相对密度应不低于1.30。

2. 采用双提法提取辛夷和野菊花中的挥发油，药渣与他药共煎，将水溶液浓缩至适量备用。

（三）金银花糖浆

【处方】金银花75 g　忍冬藤175 g　制备量1 000 mL

【制法】取金银花加水蒸馏，收集蒸馏液约 100 mL。药渣和忍冬藤加水煎煮 2 次，每次 1 h，滤过，合并滤液，浓缩至 650 mL，静置，倾取上清液，加蔗糖 650 g 与适量防腐剂，煮沸使溶解，滤过，放冷，加入上述蒸馏液，混匀，加水成 1 000 mL，分装，即得。

【功能主治】清热解毒。用于发热口渴，咽喉肿痛，热疖疮疡，小儿胎毒。

【用法用量】口服，一次 15 ～ 30 mL，一日 2 ～ 4 次。

（四）益母草膏

【处方】益母草 250 g　红糖 63 g

【制法】取益母草洗净切碎，置锅中，加水煎煮 2 次，每次 2 h，合并煎液，滤过，滤液浓缩成相对密度 1.21 ～ 1.25（80℃）的清膏。称取红糖，加糖量 1/2 的水及 0.1% 酒石酸，加热熬炼，不断搅拌，至呈金黄色时，加入上述清膏，继续浓缩至规定的相对密度，即得。

【功能主治】活血调经。用于经闭、痛经及产后瘀血腹痛。

【用法用量】口服，一次 10 g，一日 1 ～ 2 次。

【注意事项】

1. 本品为棕黑色稠厚的半流体；气微，味苦、甜。

2. 本品 10 g，加水 20 mL 稀释后，相对密度应为 1.10 ～ 1.12。

3. 炼糖时加入 0.1% 酒石酸的目的是为促使蔗糖的转化，若蔗糖转化率不适当可导致煎膏出现“返砂”现象。

五、相对密度测定法

除另有规定外，测定温度为 20℃。液体药剂的相对密度，一般用比重瓶进行测定；测定易挥发的液体的相对密度时，可用韦氏比重秤进行测定。

1. 比重瓶法测定　取洁净、干燥并精密称定重量的比重瓶，装满供试品后，装上温度计，置 20℃的水浴中，放置 10 ～ 20 min，插入中心有毛细孔的瓶塞，使过多的液体从塞孔溢出，并用滤纸将瓶塞顶端擦干，然后将比重瓶自水浴中取出，再用滤纸将比重瓶的外面擦干，精密称定，减去比重瓶的重量，求得供试品的重量后，将供试品倾去，洗净比重瓶，装满新沸过的冷水，再照上法测得同一温度时水的重量，按下式计算，即得。

$$\text{供试品相对密度} = \frac{W_1 - W_1 \times f}{W_2 - W_1 \times f}$$

$$f = \frac{\text{加入供试品中的水重量}}{\text{供试品重量} + \text{加入供试品中的水重量}}$$

式中，W_1——比重瓶内供试品溶液的重量（g）；W_2——比重瓶内水的重量（g）。

2. 韦氏比重秤法 取20℃时水的相对密度为1的韦氏比重秤。

用新沸过的冷水将所附玻璃圆筒装至八分满，置20℃(或各该药品项下规定的温度)的水浴中，搅动玻璃圆筒内的水，调节温度至20℃(或各该药品项下规定的温度)，将悬于秤端的玻璃锤浸入圆筒内的水中，秤臂右端悬挂游码于1.000 0处，调节秤臂左端平衡用的螺旋使平衡，然后将玻璃圆筒内的水倾去，拭干，装入供试液至相同的高度，并用同法调节温度后，再把拭干的玻璃锤浸入供试液中，调节秤臂上游码的数量与位置使平衡，读取数值，即得供试品的相对密度。

如该比重秤系在4℃时水的相对密度为1，则用水校准时游码应悬挂于0.998 2处，并应将在20℃测得的供试品相对密度除以0.998 2。

六、思考题

1. 糖浆剂产生沉淀的原因及解决的办法？
2. 混合法制备糖浆剂的混合方式？
3. 制备煎膏剂为何要炼糖？如何判断收膏的程度？
4. 制备煎膏剂的过程中应注意哪些问题？如何防止煎膏剂出现“返砂”现象？
5. 比较糖浆剂与煎膏剂的异同点。

Ⅲ 中药合剂与口服液的制备

一、实验目的要求

1. 掌握煎煮法制备中药合剂的方法及操作注意事项。
2. 正确进行特殊药材的处理
3. 掌握口服液的制备方法及操作注意事项。
4. 熟悉口服液容器的处理及灭菌。

二、实验指导

1. 中药合剂是指药材用水或其他溶剂，采用适宜的方法提取、纯化、浓缩制成的内服液体制剂。

2. 口服液是指合剂单剂量包装的制剂，即将药材用水或其他溶剂采用适宜方法提取后，经浓缩制成的单剂量内服液体制剂。是在汤剂、中药注射剂基础上发展起来的新剂型，吸收中药注射剂的工艺特点，将汤剂进一步精制、浓缩、灌封、灭菌。口服液服用剂量小、吸收快、质量稳定、携带服用方便、易保存，尤其适合于工业生产，故口服液已成为药物制剂中发展较快的剂型之一。

3. 中药合剂(口服液)的制备工艺流程为：浸提→纯化→浓缩→配液→分装→灭菌等。

三、实验设备器皿、药品与材料

设备器皿：煎煮容器、电炉、过滤器具、药瓶、抽滤装置、水浴、易拉盖瓶、胶塞、易拉铝盖、扎盖机等。

药品与材料：大青叶、金银花、陈皮、荆芥、百部、石膏、甘草、尼泊金乙酯、黄芪、防风、白术、熟地、当归、白芍、川芎、桃仁、红花、蔗糖、甜蜜素、山梨酸、滑石粉、甘油、无水乙醇、壳聚糖、蒸馏水等。

四、实验内容

（一）小儿上感合剂

【处方】大青叶 20 g　金银花 20 g　陈皮 10 g　荆芥 10 g　百部 15 g　石膏 20 g　甘草 5 g　尼泊金乙酯 0.025 g　蔗糖适量

【制法】先将石膏加水煎煮 30 min，再将银花、百部、大青叶、甘草加入一起煎煮 20 min，最后加入荆芥、陈皮继续煎煮 15 min，过滤。药渣再煎煮 30 min，过滤，合并滤液。将滤液浓缩至 50 mL，加入蔗糖与尼泊金乙酯搅匀即得。

【功能主治】清热解毒，止咳化痰。用于治疗小儿上呼吸道感染和急性支气管炎。

【用法用量】口服。3 岁以内小儿一次 15 mL，一天 3 次。

【注意事项】

1. 因石膏质地坚硬，有效成分不易煎出，故应打碎先煎 30 min。
2. 荆芥、陈皮均含挥发油，为避免挥发油损失，应后下。
3. 中药合剂可根据需要合理选加防腐剂和矫味剂，常用的防腐剂有山梨酸、苯甲酸、尼泊金类等；常用的矫味剂有单糖浆、蜂蜜、甘草甜素和甜叶菊甙等。
4. 应在清洁避菌的环境中配制，及时灌装于无菌洁净干燥的容器中。

（二）玉屏风口服液

【处方】黄芪 600 g　防风 200 g　白术（炒）200 g　蔗糖 400 g　蒸馏水加至 1 000 mL

【制法】以上 3 味，将防风酌予碎断，提取挥发油，蒸馏后的水溶液另器收集；药渣及其余 2 味，加水煎煮 2 次，第一次 1.5 h，第二次 1 h，合并煎液，过滤，滤液浓缩至适量，放冷，加乙醇使沉淀，放置 24 h，取上清液并减压回收乙醇，加水搅匀，静置，取上清液滤过，滤液浓缩。另取蔗糖 400 g 制成糖浆，与上述药液合并，再加入挥发油，调整总量至 1 000 mL，搅匀，滤过，灌装，灭菌，即得。

【功能主治】益气，固表，止汗。用于表虚不固，自汗恶风，面色㿠白，或体虚易感风邪者。

【用法用量】口服，一次 10 mL，一日 3 次。

五、思考题

1. 口服液与中药合剂有何区别？
2. 制备玉屏风口服液应注意什么？
3. 中药口服药常用的防腐剂有哪些，其用量是多少？

实验三　液体制剂的制备

一、实验目的

1. 掌握液体制剂制备过程的各项基本操作。
2. 掌握溶液型、胶体型、乳浊液和悬浊液液体制剂配制的特点、质量检查。
3. 了解液体制剂中常用附加剂的正确使用。

二、实验指导

溶液型液体制剂是指小分子药物分散在溶剂中制成的均匀分散的供内服或外用液体制剂。溶液的分散相小于 1 nm，均匀澄明并能通过半透膜。常用溶剂为水、乙醇、丙二醇、甘油或其混合液、脂肪油等。属于溶液型液体制剂的有：溶液剂、芳香水剂、甘油剂、酯剂、糖浆剂等。

溶液剂的制备方法有 3 种，即溶解法、稀释法和化学反应法。增溶与络合助溶是增加难溶性药物在水中溶解度的有效手段之一。如用聚山梨酯 80 增加薄荷油的溶解度；利用碘化钾与碘形成络合物，制得浓度较高的碘制剂。有机药物常用的络合助溶剂是有机酸及其羧基衍生物生成的酸或盐，亦可以是酰胺类。

胶体型液体制剂是指某些固体药物以 1 ～ 50 nm 大小的质点分散于适当分散介质中的制剂，胶体型液体制剂所用的分散介质，大多数为水，少数为非水溶剂，如乙醇、丙酮等，本实验中甲酚皂溶液是钠肥皂形成胶团使微溶于水的甲酚增溶而制得稠厚的红棕色胶体溶液。

胶体溶液配制过程基本上与溶液型液体制剂类同，唯其将药物溶解时，宜采用分次撒布在水面上或将药物黏附于已湿润的器壁上，使之迅速地自然溶胀而胶溶。制备时，通常液体药物以量取比称取方便。量取体积单位常用 mL 或 L，固体药物系称重，单位是 g 或 kg。相对密度有显著差异的药物量取或称重时，需要考虑其相对密度。滴量管以液滴计数的药物要用标准滴管，且需预先进行测定，标准滴管在 20℃时 1 mL 纯化水为 20 滴，其重量误差可在 0.90 ～ 1.10 g 之间。药物的称量次序通常按处方记载顺序进行，有时亦需变更，特别是麻醉药应最后称取，且需有人核对，并登记用量。量取液体药物应用少量纯化水荡洗量具，荡洗液合并于容器中。药物加入的次序，一般以复溶剂、助溶剂、稳定剂等附加剂先加入；固体药物中难溶性的应先加入溶解；易溶药物、液体药物及挥发性药物后加入；酊剂特别是含树脂性的药物加到水性混合液中时，速度宜慢，且需随加随搅。为了加速溶解，可将药物研细，以处方溶剂的 1/2 ～ 3/4 量来溶解，必要时可搅拌或加热，但受热不稳定的药物以及遇热反而难溶解的药物则不应加热。固体药物原则上应另用容器溶解，以便必要时加以过滤（有异物混入或者为了避免溶液间发生配伍变化者），并加溶剂至定量。

胶体溶液处方中遇有电解质时，需制成保护胶体防止凝聚、沉淀，遇有浓醇、糖浆、甘油等具有脱水作用的液体时，需用溶剂稀释后加入。如需过滤时，所选用滤材应与胶体溶液荷电性相适应，最好采用不带电荷滤器，以免凝聚。

乳剂系指一种液体在第三种物质的存在下，以液滴的形式分散于另一种互不相溶的液体中所形成的非均相分散体系。形成液滴的一相称为分散相、内相或不连续相；而包在液滴外面的一相称为分散介质、外相或连续相。分散相的直径一般在 0.1 ～ 10 μm 之间。乳剂因内、外相不同，可分为 O/W 型和 W/O 型，此外，尚有 W/O/W 型等复合型乳剂。可用稀释法和染色镜检等方法进行鉴别。乳剂属于热力学不稳定体系，故制备时须加入乳化剂使其稳定。乳化剂通常为表面活性剂，其分子中的亲水基团和亲油基团所起作用的相对强弱多用 HLB 值来衡量。乳化剂的 HLB 值在 8 ～ 16 时，多用作水包油（O/W）型乳剂的乳化剂；反之 HLB 值在 3 ～ 8 时，则用作油包水（W/O）型乳剂的乳化剂。

制备乳剂常采用干胶法和湿胶法，小量可在乳钵中或瓶中振摇制得，大量可采用机械法制备，如乳匀机、高速搅拌器、胶体磨或超声波乳化器等器械。

干胶法先将胶粉与油混合均匀，加入一定量的水，乳化成初乳，再加水稀释至全量。而湿胶法是将胶先溶于水中制成胶浆作为水相，将油相分次加入水相，并边加边研磨使成初乳，再加水稀释至全量。乳剂中加入药物的方法，应根据药物的溶解性采用不同的方法加入。初乳中油：水：胶应有一定的比例，如为植物油比例为 4：2：1，挥发油比例为 2：2：1，液体石蜡比例为 3：2：1。

难溶性固体药物分散于液体分散媒中的过程，所形成的分散体系称混悬型液体药剂。属于粗分散系，可供口服、局部外用和注射用。混悬液中微粒与分散介质间存在密度差，因重力作用，混悬液中微粒在静置时会发生沉降。混悬微粒的粒径愈大，沉降速度愈快；混悬微粒与分散介质之间的密度差愈大，沉降速度愈快；分散介质的黏度愈小，沉降速度愈快。混悬液中微粒比表面积愈大，表面自由能也愈大，致使分散体系不稳定，有聚集倾向，加入亲水胶体增加其稳定性。如羧甲基纤维素钠等除使分散媒黏度增加外，还能形成带电的水化膜包在微粒表面，防止微粒聚集。加入表面活性剂作为润湿剂，可使疏水性药物被水润湿，从而克服微粒由于吸附空气而漂浮的现象（如硫黄粉末分散在水中时）。

微粒沉降速度愈快，混悬剂的稳定性愈差。所以选用粒度小的药物以及加入助悬剂增加分散媒的黏度，可以降低微粒沉降速度。为了减缓微粒的沉降速率，增加混悬液的稳定性，可采用以下措施：①将药物适当粉碎，尽量减少微粒的半径；②减少微粒与分散媒之间的密度差，向混悬液中加入糖浆、甘油等；③增加分散媒的黏度，向混悬剂中加入黏性较大的高分子助悬剂。混悬液的制备方法有分散法和凝聚法。分散法制备混悬液时，亲水性药物可先研至一定的细度，再加液研磨至适宜分散度，最后加入其余的液体至全量，加液研磨时通常取药物 1 份，加 0.4 ～ 0.6 份液体分散媒为宜。遇水膨胀的药物配制时不宜采用加液研磨；疏水性药物可加润湿剂研磨，使药物颗粒润湿，再加其他液体研磨，最后加水性分散介质稀释至全量，混匀即得。凝聚法分化学凝聚法和微粒结晶法。化学凝聚法是将两种或两种以上的药物分别制成稀溶液，混合并急速搅拌，使之产生化学反应，制成混悬型液体制剂。微粒结晶法通过改变溶剂或溶液浓度制成混悬液，如配制合剂时，常将酊剂缓缓加到水中并快速搅拌，使形成的混悬液细腻，微粒沉降缓慢。混悬液为不稳定体系，制备时须加入助悬剂、润湿剂、絮凝剂与反絮凝剂等稳定剂。

三、实验内容与操作

（一）薄荷水的制备

【处方】

	Ⅰ	Ⅱ	Ⅲ
薄荷油	0.2 mL	0.2 mL	2 mL
滑石粉	1.5 g		
聚山梨酯 80		1.2 g	2 g
90% 乙醇			60 mL
纯化水加至	100.0 mL	100.0 mL	100.0 mL

【制法】

1. 处方Ⅰ用分散溶解法　取薄荷油，加滑石粉，在研钵中研匀，移至细口瓶中，加入纯化水，加盖，振摇 10 min 后，反复过滤至滤液澄明，再由滤器上加适量纯化水，使成 100 mL，即得。

另用轻质碳酸镁、活性炭各 1.5 g，分别按上法制备薄荷水。记录不同分散剂制备薄荷水所观察到的结果。

2. 处方Ⅱ用增溶法　取薄荷油，加聚山梨酯 80 搅匀，加入纯化水充分搅拌溶解，过滤至滤液澄明，再由滤器上加适量纯化水，使成 100 mL，即得。

3. 处方Ⅲ用增溶－复溶剂法　取薄荷油，加聚山梨酯 80 搅匀，在搅拌下，缓慢加入乙醇（90%）及纯化水适量溶解，过滤至滤液澄明，再由滤器上加适量纯化水制成 100 mL，即得。

【功能主治】祛风，矫味。用于胃肠胀气和作矫味剂，或作溶剂。

【用法用量】口服，一次 10 ～ 15 mL，一日 3 次。

【注意事项】

1. 本品为薄荷油的饱和水溶液（约 0.05%，mL/mL），处方用量为溶解量的 4 倍，配制时不能完全溶解。

2. 滑石粉等分散剂，应与薄荷油充分研匀，以利发挥其作用，加速溶解过程。

3. 聚山梨酯 80 为增溶剂，应先与薄荷油充分搅匀，再加水溶解，以利发挥增溶作用，加速溶解过程。

（二）复方碘溶液的制备

【处方】碘 1 g　碘化锌 2 g　纯化水加至 20 mL

【制法】取碘化钾，加纯化水适量，配成浓溶液，再加碘溶解后，最后添加适量的纯化水，使全量成 20 mL，即得。

【功能主治】调节甲状腺机能。用于因缺碘所引起的疾病，如甲状腺功能亢进等辅助治疗。亦可作为甲状腺术前给药。

【用法用量】口服。一次 0.1 ～ 0.5 mL，一日 0.3 ～ 0.8 mL；极量：一次 1 mL，一日 3 mL。饭后服。

【注意事项】

1. 碘在水中溶解度小，加入碘化钾做助溶剂。

2. 为使碘能迅速溶解，宜先将碘化钾加适量纯化水配制浓溶液，然后加入碘溶解。

3. 碘有腐蚀性，慎勿接触皮肤与黏膜。

（三）胃蛋白酶合剂的制备

【处方】胃蛋白酶 1.20 g　稀盐酸 1.20 mL　甘油 12.0 mL　纯化水 60.0 mL

【制法】取稀盐酸与处方量约 2/3 的纯化水混合后，将胃蛋白酶撒在液面使膨胀溶解，必要时轻加搅拌，加甘油混匀，并加适量水至足量，即得。

【功能主治】本品为助消化药。用于缺乏胃蛋白酶或病后消化机能减退引起的消化不良症。

【用法用量】饭前口服，一次 10 mL，一日 3 次。

【注意事项】

1. 胃蛋白酶极易吸潮，称取操作宜迅速，胃蛋白酶的消化力应在 1∶3 000，若用其他规格则用量应按规定折算。

2. 强力搅拌，以及用棉花、滤纸过滤，对其活性和稳定性均有影响，故宜注意操作，其活性通过试验，可做比较。

（四）鱼肝油乳剂

【处方】鱼肝油 12.5 mL　阿拉伯胶 3.1 g　西黄芪胶 0.17 g　尼泊金乙酯 0.05 g　蒸馏水加至 50 mL

【制法】

1. 尼泊金乙酯醇溶液的配制　将尼泊金乙酯 0.05 g 溶于 1 mL 乙醇中即得。

2. 干胶法　将两种胶粉置干燥研钵中，研细，加入全量鱼肝油稍加研磨使均匀。按油：水：胶为 4 : 2 : 1 的比例，一次加入蒸馏水 6.3 mL，迅速向一个方向研磨，直至产生特别的“劈裂”乳化声，即成稠厚的初乳。然后用少量蒸馏水将初乳分次转移至量杯中，搅拌下滴加尼泊金乙酯醇溶液，最后加蒸馏水至全量，搅匀即得。

【功能主治】本品为营养药。主要用于维生素 A、D 缺乏症。

【用法用量】口服，一次 10 ～ 30 mL。

【注意事项】

1. 阿拉伯胶为乳化剂，西黄芪胶为辅助乳化剂，可增加分散媒的黏度，提高乳剂的稳定性。挥发杏仁油、糖精钠做矫味剂。氯仿做防腐剂。

2. 制备时容器应洁净、干燥，油、水、胶的比例应准确，研磨时向同一方向。

3. 干胶法应将比例量的水一次性加入并迅速研磨至成初乳；湿胶法应将油相分次小量加入，边加边研磨至成初乳。

（五）液体石蜡乳剂

【处方】液体石蜡 12 mL　阿拉伯胶 4 g　5% 尼泊金乙酯醇溶液 0.1 mL　蒸馏水加至 30 mL

【制法】

1. 干胶法　将阿拉伯胶粉分次加入液体石蜡中研匀，加蒸馏水 8 mL 研至发出劈裂声即得初乳。然后用少量蒸馏水将初乳分次转移至量杯中，搅拌下滴加尼泊金乙酯醇溶液，最后加蒸馏水至全量，搅匀即得。

2. 湿胶法　取蒸馏水 8 mL 置烧杯中，加 4 g 胶粉配成胶浆。将胶浆移入乳钵中再分次加入 12 mL 液状石蜡，边加边研至初乳形成，然后用少量蒸馏水将初乳分次转移至量杯中，搅拌下滴加尼泊金乙酯醇溶液，最后加蒸馏水至全量，搅匀即得。

【功能主治】本品为轻泻剂，用于治疗便秘，尤其适用于高血压、动脉瘤、痔、疝气及手术后便秘的病人，可以减轻排便的痛苦。

【注意事项】

1. 液状石蜡乳剂均用阿拉伯胶做乳化剂，乳化能力较弱，一般需要先制备成初乳。制备初乳可以采用干胶法和湿胶法，前者适于乳化剂为细粉者，湿胶法所用的乳化剂可以不是细粉，凡预先能制成胶浆者即可。

2. 初乳的形成是乳剂制备的关键。制备时，干胶法应选用干燥乳钵，油相与胶粉充分研匀后，按油：水：胶为 4 : 2 : 1 的比例一次加水，迅速沿着同一方向旋转研磨，直至稠厚的乳白色初乳生成为止。其间不能改变研磨的方向，也不宜停止研磨。

3. 湿胶法所用之胶浆（胶：水为 1 : 2）应提前制备，备用。

4. 制备乳剂必须在初乳制成后，方可加水稀释。

5. 乳钵应选用内壁较为粗糙者，杵棒之杵端与乳钵底的直径比以 3 : 1 为宜。

（六）炉甘石洗剂

【处方】炉甘石 150 g　氧化锌 50 g　甘油 50 mL　羧甲基纤维素钠 2.5 g　蒸馏水加至 1 000 mL

【制法】取炉甘石、氧化锌研细过 100 目筛，加甘油研磨成糊状后，另取羧甲基纤维素钠加蒸馏水溶解后，分次加入上述糊状液中，随加随搅拌，再加蒸馏水至全量，搅匀，即得。

【功能主治】保护皮肤、收敛、消炎。用于皮肤炎症，如丘疹、亚急性皮炎、湿疹、荨麻疹。

【用法用量】用前摇匀，外用，局部涂抹。

【注意事项】

1. 处方中氧化锌以选用轻质者为好；炉甘石主含碳酸锌，其中混有 0.5% ～ 1.0% 的氧化铁（Fe_2O_3），呈粉红色。

2. 炉甘石和氧化锌均为不溶于水的亲水性药物，可被水湿润，故先加入甘油研磨成糊状，再与羧甲基纤维素钠水溶液混合，使吸附在微粒周围形成保护膜以阻碍微粒的聚合，并使本品趋于稳定，振摇时易再分散。

3. 若本品配制方法不当或选用的助悬剂不适宜，则不易保持混悬状态，且涂用时有沙砾感。久贮沉淀的颗粒易聚结，虽振摇亦难再分散。为此，应注意选择适宜的稳定剂以提高混悬剂的稳定性。如应用纤维素衍生物等高分子物质做助悬剂；应用三氯化铝做絮凝剂；应用聚山梨酯 80 在混悬颗粒周围形成电性保护膜；应用枸橼酸钠做反絮凝剂等。

五、思考题

1. 制备薄荷水时加入滑石粉、轻质碳酸镁、活性炭的作用是什么？还可选用哪些具有类似作用的物质？欲制得澄明液体的操作关键为何？

2. 薄荷水中加入聚山梨酯 80 的增溶效果与其用量（临界胶团浓度）有关，临界胶团浓度可用哪些方法测定？

3. 复方碘溶液中碘有刺激性，口服时宜做何处理？

4. 简述影响胃蛋白酶活力的因素及预防措施。

5. 制备乳剂的关键何在？制备过程中呈现哪些现象？有哪些方法可判断乳剂的类型？

6. 制备鱼肝油乳除用阿拉伯胶做乳化剂外，还可用哪些乳化剂？

7. 若用上述二法制得的乳剂不稳定（分层或破裂），可用何法解决？

8. 乳剂处方中的药物应如何加入？

9. 简述混悬剂的稳定性与哪些因素有关。

10. 分析炉甘石处方中各添加剂的作用。

实验四　注射剂的制备

一、实验目的要求

1. 掌握制备中药注射剂常用的提取与精制的方法：水蒸气蒸馏法、双提法、水醇法、醇水法等。

2. 掌握制备中药注射剂的制备工艺过程及其操作要点。

3. 熟悉空安瓿与垂熔玻璃容器的处理方法。

4. 熟悉中药注射剂的质量检查。

二、实验指导

1. 中药注射剂是以中药为原料，提取纯化其中药理作用明确的有效成分或有效部位而制备成的注射剂。常用的方法有水醇法、醇水法、蒸馏法、双提法、透析法、超滤法、酸碱沉淀法、离子交换法等。制备时应根据有效成分的特性，选择适宜提取精制方法和溶剂，应尽可能地除去杂质和保留有效成分，以保证注射剂的质量。

2. 水醇法是中药注射液提取精制常用的方法之一，根据有效成分既溶于水又溶于乙醇的性质，采用水提取，乙醇沉淀，以达到除去杂质、保留有效成分的目的。

3. 目前中草药注射剂存在的主要问题是澄明度问题，即在灭菌后或贮藏过程中产生浑浊或沉淀，其主要原因是杂质未除尽、pH 不适当等。其解决方法一般采用明胶沉淀法、醇溶液调 pH 法和聚酰胺吸附法进一步除去杂质；调节药液至适宜 pH；热处理与冷藏；合理使用增溶剂等。

4. 中药注射液中含有树脂、黏液质等胶态杂质，用一般过滤方法不易得到澄明溶液，且滤速极慢，故应在过滤时加入助滤剂，常用的助滤剂有针用活性炭、滑石粉、纸浆等。

5. 生产注射剂的厂房、设施必须符合 GMP 的规定。灌封等关键工序、场所应采用层流洁净空气技术，使洁净室或洁净工作台的洁净度达到 100 级标准。

6. 配制注射剂的原辅料必须符合《中国药典》或卫生部（药监局）药品标准中有关规定；溶剂、容器用具等质量经检查均应符合各有关规定。配液的方法有稀配法和浓配法。

7. 过滤方法有加压滤过、减压滤过和高位静压滤过等。滤过是保证注射液澄明度的重要操作，一般分为初滤和精滤。常用滤器的种类较多，如滤纸、滤棒、垂熔玻璃滤器、微孔滤膜、超滤等。

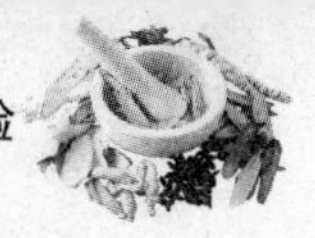

8. 滤清的药液应立即灌封，灌封方法有机械和手工。灌注时要求剂量准确，药液不能黏附在安瓿颈壁上，以免熔封时产生焦头。易氧化药物，在灌装过程中可通惰性气体。且应按《中国药典》规定增加附加量，以保证注射剂用量不少于标示量。

9. 注射液灌封后应立即灭菌。灭菌方法应根据所含药物性质及其制剂的稳定性来选择，既要保证灭菌效果，又不能影响主药的有效成分。一般小容量的中药注射剂多采用 100℃ 30 min 湿热灭菌法，10 ～ 20 mL 的安瓿可酌情延长 15 min 灭菌时间，对热稳定的产品，可以采用热压灭菌法。

10. 中药注射剂的质量要求，除应具有制剂的一般要求外，注射剂的成品要求无菌、无热原、澄明和剂量合格，安全性和稳定性符合要求，渗透压和 pH 值符合规定。

11. 安瓿的处理：①切割与圆口：手工操作可用安瓿切割器，按规定长度调好砂石和挡板之间的距离，并加以固定，将安瓿底部紧靠挡板，瓿颈置于砂石上划痕，再半拉半掀折断瓿颈。要求切割口整齐、无缺口、无裂口、无双线、长短一致。安瓿切割后用强烈的火焰圆口，以防在操作中瓶口上的玻璃屑掉入药液中，造成废品，圆口时瓶口边缘一旦呈红色即可。②洗涤与干燥：手工洗涤，将蒸馏水灌入安瓿内，经 100℃加热 30 min，趁热甩水，再用滤清的蒸馏水、注射用水灌满安瓿，甩水，如此反复三次，以除去安瓿表面微量游离碱、金属离子、灰尘等杂质。洗净合格的安瓿倒置或平放在铝盒内，置烘箱内 100℃以上干燥，用于无菌操作的安瓿需 200℃以上干燥干热灭菌 45 min。③大量生产可用灌水机、甩水机以甩水洗涤法洗涤安瓿，或用加压喷射气水洗涤机进行洗涤，干燥时多以隧道式烘箱或远红外线加热技术干燥。

三、实验设备器皿、药品与材料

设备器皿：钢精锅、烧杯、电炉、水浴锅、蒸发皿、三角烧瓶、安瓿、安瓿割颈器、酒精喷灯、减压抽滤装置、垂熔玻璃滤器、灌注器、熔封装置、普通天平、澄明度检查装置、热压灭菌器、印字装置等。

药品与材料：丹参、板蓝根、柴胡、亚硫酸氢钠、注射用水、乙醇、20% NaOH、氨溶液、聚山梨酯 80、苯甲醇、活性炭、pH 试纸、滤纸、包装盒等。

四、实验内容

（一）板蓝根注射液

【处方】板蓝根 500 g　聚山梨酯 80 2 mL　苯甲醇 2 mL　注射用水加至 1 000 mL

【制法】取板蓝根 100 g（以干燥品计），水煎 2 次，第一次 1.5 h，第二次 1 h，煎液滤过，滤液于 70℃下减压浓缩至 1∶1。放冷，在搅拌下，缓缓加入乙醇，使含醇量达 60%，静置冷藏沉淀 48 h，滤过，回收乙醇，浓缩至 1∶1，冷藏 24 h，滤过，滤液在搅拌下加浓氨水调 pH 7.0 ～ 8.0，冷藏 24 h，滤过，滤液加热去氨至 pH 5.0 ～ 6.0，冷藏过夜，滤过，滤液加注射用水至 190 mL，加聚山梨酯 80 2 m、苯甲醇 2 mL，调 pH 5.0 ～ 6.0，再加注射用水至 200 mL，充分搅匀，用 4 号垂熔漏斗滤过，灌封，流通蒸汽 100℃灭菌 30 min。

【注意事项】

1. 板蓝根系十字花科大青属植物松蓝的干燥根，有效成分为吲哚衍生物，全草含靛苷、葡萄糖甘蓝苷、新葡萄糖甘蓝苷等，根中尚含多种氨基酸（如精、脯、谷、酪、缬、亮氨酸、γ - 氨基丁酸等）。

2. 板蓝根水提液中含有糖类、淀粉等，浓缩时应注意经常搅拌防止焦化。浓缩液加乙醇处理时，应“慢加快搅”使乙醇与药液充分接触、沉淀完全，防止沉淀包裹药液，使杂质不易除尽。此外，“慢加快搅”的加醇方式还可以加快蛋白质的沉淀速度。加乙醇处理，主要除去蛋白质、树胶、黏液质等杂质。

3. 药液加氨成弱碱性时，可除去蛋白质、鞣质、无机盐（有人分析含有 K^+、Na^+、Ca^{2+}、Mg^{2+}、Li^+ 等）。

4. 本品制备时，加氨水的目的可使板蓝根有效成分中的酮基葡萄糖酸成盐而增加其在水中的溶解度，其后加热除氨的目的主要是促进某些不稳定物质在碱性和加热时析出，因此，加热时不要使氨很快挥散，加热 2 ～ 2.5 h，药液 pH 控制在 5.8 时，经冷藏后有较多沉淀析出，滤除。

5. 本品为棕红色澄明液体。按灯检要求检查，不得有纤维、焦头、玻屑、白点等异物。

【功能主治】清热解毒。用于慢性肝炎、迁延性肝炎、急性黄疸型肝炎、无黄疸型肝炎、流行性感冒、流行性腮腺炎、咽喉肿痛等病毒性疾病的预防和治疗。

【用法用量】肌注，一次 2 ～ 4 mL，一日 1 ～ 2 次；静脉滴注或静脉注射，一次 2 ～ 4 mL，一日 1 ～ 2 次。

（二）丹参注射液

【处方】丹参 200 g　亚硫酸氢钠 0.3 g　注射用水加至 100 mL

【制法】

1. 提取　取丹参饮片 200 g，加水浸泡 30 min，煎煮两次，第一次加 8 倍量水煎煮 40 min，第二次加 5 倍量水煎煮 30 min，用双层纱布分别滤过，合并滤液，浓缩至约 100 mL（每毫升相当于原药材 2 g）。

2. 纯化　①醇处理：于浓缩液中加乙醇使含醇量达 75%，静置冷藏 40 h 以上，双层滤纸抽滤，滤液回收乙醇，并浓缩至约 20 mL，再加乙醇使含醇达 85%，静置冷藏 40 h 以上，同法滤过，滤液回收乙醇，浓缩至约 15 mL；②水处理：取上述浓缩液加 10 倍量蒸馏水，搅匀，静置冷藏 24 h，双层滤纸抽滤，滤液浓缩至约 100 mL，放冷，再用同法滤过 1 次，用 20% NaOH 调 pH 6.8 ～ 7.0；③活性炭处理：上液中加入 0.2% 活性炭，煮沸

20 min，稍冷后抽滤。

3. 配液　取上述滤液，加入亚硫酸氢钠 0.3 g，溶解后，加注射用水至 100 mL，经粗滤，再用 G4 垂熔漏斗抽滤。

4. 灌封　在无菌室内，用手工灌注器灌装，每支 2mL，封口。

5. 灭菌　煮沸灭菌，100℃，30 min。

6. 检漏　剔除漏气安瓿。

7. 灯检　剔除有白点、色点、纤维、玻璃屑及其他异物的成品安瓿。

8. 印字　擦净安瓿，用手工印上品名、规格、批号等。

9. 包装　将安瓿装入衬有瓦楞格纸的空盒内，盒面印上标签。

【功能主治】活血化瘀，用于冠状动脉供血不足，心肌缺氧所引起的心绞痛、心肌梗死等。

【用法用量】肌注，一次 2 mL，一日 1 ～ 2 次。

【注意事项】本品为丹参经提取制成的灭菌棕色的澄明水溶液，每 1 mL 相当于丹参 2 g。

（三）双黄连粉针剂

【处方】金银花 125 g　连翘 250 g　黄芩 125 g　注射用水适量

【制法】

1. 黄芩提取物的制备　黄芩加水煎煮 2 次，每次 1 h，滤过，合并滤液。用 2 mol/L 盐酸溶液调节 pH 值至 1.0 ～ 2.0，在 80℃保温 30 min，静置 12 h。滤过，沉淀加 8 倍量水，搅拌，用 40% 氢氧化钠溶液调节 pH 值至 6.0 ～ 7.0，加入等量乙醇，搅拌使溶解，滤过。滤液用 2 mol/L 盐酸溶液调节 pH 值至 2.0，在 80℃保温 30 min，静置 12 h，滤过，沉淀用乙醇洗至 pH 值 4.0，加适量水，搅拌，用 40% 氢氧化钠溶液调节 pH 值至 7.0，加入适量的活性炭，充分搅拌，在 50℃保温 30 min，加入 1 ～ 2 倍量乙醇，搅拌均匀，滤过，滤液用 2 mol/L 盐酸溶液调节 pH 值至 2.0，在 80℃保温 30 min，静置 12 h，滤过，沉淀用少量乙醇洗涤，于 60℃以下干燥，备用。

2. 金银花、连翘提取物的制备　金银花、连翘加水浸渍 30 min，煎煮 2 次，每次 1 h，滤过，合并滤液，浓缩至相对密度为 1.20 ～ 1.25（70 ～ 80℃），放冷至 40℃，缓缓加入乙醇使含醇量达 75%，充分搅拌，静置 12 h，滤取上清液，回收乙醇至无醇味，加入 3 ～ 4 倍量水，静置 12 h，滤取上清液，浓缩至相对密度为 1.10 ～ 1.50（70 ～ 80℃），放冷至 40℃，加乙醇使含醇量达 85%，静置 12 h 以上，滤取上清液，回收乙醇至无醇味，备用。

3. 配液　取黄芩提取物，加入适量的水，加热，用 40% 氢氧化钠溶液调节 pH 值至 7.0 使溶解，加入上述金银花、连翘提取物，加水至 1 000 mL，加入适量的活性炭，调节 pH 值至 7.0 加热至沸，并保持微沸 15 min，冷却，滤过，加注射用水于全量，灭菌，冷藏，滤过，浓缩，分装，冻干，即得。

【功能主治】清热解毒，清宣风热。用于外感风热引起的发热、咳嗽、咽痛。适用于病毒及细菌感染的上呼吸道感染、肺炎、扁桃体炎、咽炎等。

【用法用量】静脉滴注。临用前，先以适量注射用水充分溶解，再用生理盐水或5%葡萄糖注射液500 mL稀释。每次每公斤体重60 mg，每日一次，或遵医嘱。

【注意事项】

1. 注射剂在制备过程中应尽量避免微生物污染，对灌封等关键操作步骤，生产上多采用层流洁净空气技术，局部灌封处达到100级。要根据主药的性质及注射剂的规格选择适当的灭菌方法，以达到灭菌彻底又保证药物稳定的目的。

2. 使用的安瓿必须符合国家标准GB2637-1995。

3. 配液用的容器、用具使用前必须进行清洗，去除污染的热原。原辅料必须符合有关规定。

4. 在灌装前，先调节灌注器装置，按药典规定适当增加装量，以保证注射用量不少于标示量。在灌装药液时，切勿将药液溅到安瓿颈部，或在回针时将针头上的药液沾到安瓿颈部，以免封口时产生焦头。

五、注射剂的质量检查

1. 漏气检查　将灭菌后的安瓿趁热置于1%亚甲蓝溶液中，稍冷取出，用水冲洗干净，剔除被染色的安瓿，并记录漏气支数。

2. 澄明度检查　按照卫生部关于注射剂澄明度的规定检查，应符合规定。

3. 装量差异　取注射剂5支，依法检查(《中国药典》2000年版一部附录Ⅰ U)，每支注射液的装量均不得少于其标示量。

随机取供试品5支，开启时应注意避免损失，将内容物分别用干燥注射器抽出。室温下检视，每支均不得少于其标示量。

4. 热原　取供试品注射剂，依法检查(《中国药典》2015年版一部附录ⅩⅢA)，剂量按家兔体重每1 kg注射0.5 mL，应符合规定。

5. 毒性　取体重18～22 g健康小白鼠5～10只，将注射剂0.2 mL以注射用生理盐水稀释成0.5 mL，从尾部静脉注射，观察48 h，应无1只死亡。

六、实验结果

将澄明度检查结果填于表4-1。

表 4-1　注射剂澄明度检查结果

注射剂名称	检查总数	废品数（支）						成品数（支）	成品率（%）
		白点	焦头	纤维	玻璃屑	其他	总数		

七、思考题

1. 影响注射剂的澄明度的因素有哪些？

2. "水醇法"制备中药注射剂的原理是什么？除"水醇法"，常用制备中药注射剂的方法还有哪些？各适用的范围是什么？

3. 试分析本次实验产生废品的原因及解决的办法。

4. 活性炭在中药注射剂生产中有哪些作用？如何应用？

5. 目前采用哪些方法控制中药注射剂的质量？

实验五　颗粒剂的制备

一、实验目的要求

1. 掌握颗粒剂的制备方法和操作要点。

2. 熟悉颗粒剂的质量检查方法。

二、实验指导

1. 颗粒剂系药物和药材提取物与适宜的辅料或与药材细粉制成的干燥颗粒状制剂。可分为可溶性颗粒剂、混悬性颗粒剂和泡腾性颗粒剂。

2. 可溶性颗粒剂的制备工艺流程一般包括药材的提取→浓缩→精制→制软材→制颗粒→干燥→整粒→质量检查→包装等。

3. 药材的提取，应根据药材中有效成分的性质，选择不同的溶剂和方法进行提取，一般多用煎煮法，也可用渗漉法、浸渍法及回流法等方法进行提取。提取液的精制以往多采用乙醇沉淀法，目前常采用絮凝沉淀、大孔树脂吸附、微孔薄膜滤过、高速离心等新技术除杂质。

4. 颗粒剂常用的辅料有糖粉、糊精和泡腾崩解剂等。干浸膏粉制颗粒所加辅料一般不超过浸膏粉的 2 倍，稠膏制颗粒所加的辅料用量一般不超过清膏量的 5 倍。

5. 制软材的程度以“手握成团，轻压即散”为宜，如软材的程度不适时，可加适当浓度的乙醇调整干湿度。制颗粒的方法有挤出制粒、湿法混合制粒和喷雾干燥制粒等方法。

6. 处方中若含有芳香挥发性成分或香精，整粒后，一般将芳香挥发性成分或香精溶于适量 95% 乙醇中，用雾化器喷洒在干颗粒上密封放置适宜时间，再行分装。

6. 湿颗粒制成后应立即干燥。干燥时温度应逐渐上升，一般控制在 60 ～ 80℃为宜。

7. 混悬性颗粒剂是将处方中部分药材提取制成稠膏，另一部分药材粉碎成极细粉加入稠膏中制成的颗粒剂，用水冲后不能全部溶解而成混悬性液体。此类颗粒剂适用于处方中含有挥发性、热敏性或淀粉量较多的药材，既可避免挥发性成分挥发损失，使之更好地发挥治疗作用，又可节省其他辅料，降低成本。混悬性颗粒剂的制法是将含挥发性、热敏性或淀粉量较多的药材粉碎成细粉，过六号筛（100 目）。一般性药材以水为溶剂，煎煮提取，煎液蒸发浓缩至稠膏，将稠膏与药材细粉及适量糖粉混匀，制成软材，再通过一号筛（12～14目），制成湿颗粒，60℃以下干燥，整粒，即得。

8. 泡腾性颗粒剂是利用有机酸与弱碱和水作用产生二氧化碳气体，使药液产生气泡而呈泡腾状态，因其能产生二氧化碳，可使颗粒疏松、崩裂，具速溶性。而二氧化碳溶于水后呈酸味，能刺激味蕾，有矫味的作用，若再加适量芳香剂和甜味剂，可得到饮料样的风味。泡腾性颗粒剂常用的有机酸有枸橼酸、酒石酸等，弱碱有碳酸氢钠、碳酸钠等。

9. 泡腾性颗粒剂的制法是将处方中的药材按水溶性颗粒剂制法提取、精制、浓缩成稠膏或干浸膏粉，分成两份，其中一份加入有机酸制成酸性颗粒，干燥，备用；另一份加入弱碱制成碱性颗粒，干燥，备用；然后将酸性颗粒与碱性颗粒混匀，包装即得。制备时不可将有机酸与弱碱直接混合。

三、实验设备器皿、药品与材料

设备器皿：普通天平、分析天平、钢精锅、电炉、烘箱、蒸发皿、瓷盆、瓷盘、颗粒筛（12～14目）、药筛（100目、60目）、酒精计、比重计、薄膜封口机等。

药品与材料：板蓝根、糊精、糖粉、香精、酒石酸、枸橼酸、白糖、碳酸氢钠、乙醇、塑料袋等。

四、实验内容

（一）板蓝根颗粒

【处方】板蓝根 1 400 g　蔗糖适量　糊精适量

【制法】取板蓝根，加水煎煮2次，第一次2 h，第二次1 h，合并煎液，滤过，滤液浓缩至相对密度为1.20（50℃），待冷却至室温，加乙醇使含醇量为60%，搅匀，静置使沉淀，取上清液，回收乙醇并浓缩至稠膏状。取稠膏，加入适量的蔗糖和糊精，制成颗粒，干燥，制成1 000 g（含糖型）；或取稠膏，加入适量的糊精和甜味剂，制成颗粒，干燥，制成600 g（无糖型），即得。含糖型每袋5 g或10 g，无糖型每袋3 g。

【功能主治】清热解毒，凉血利咽，消肿。用于治疗扁桃腺炎、腮腺炎、咽喉肿痛，防治传染性肝炎、小儿麻疹等。

【用法用量】开水冲服，一次5～10 g（含糖型）或一次3～6 g（无糖型），一日3～4次。

【注意事项】

1. 糊精、糖粉应选用优质干燥品，蔗糖粉碎后应立即使用，对受潮的糖粉、糊精投料前应另行干燥，并过60目筛后使用。

2. 浓缩后的清膏黏稠性大，与辅料混合时应充分搅拌，至色泽均匀为止。

3. 稠膏应具适宜的相对密度，在制软材中必要时可加适当浓度乙醇，调整软材的干湿度，利于制粒与干燥，干燥时注意温度不宜过高，并应及时翻动。

4. 稠膏与糖粉、糊精混合时，稠膏的温度在40℃左右为宜。过高糖粉融化，软材黏性太强，使颗粒坚硬；过低难以混合均匀。

（二）桔梗颗粒的制备

【处方】桔梗300 g　蔗糖粉适量　糊精适量

【制法】取桔梗50 g，加水煎煮两次，第一次2 h，第二次1 h，合并煎液，滤过，滤液浓缩至适量（约300 mL），待冷却至室温，加乙醇使含醇量为60%，边加边搅，静置使沉淀，取上清液回收乙醇，浓缩至相对密度为1.30～1.33（80℃）的清膏（约1：4，即1份清膏相当于4份药材），加入适量蔗糖粉与糊精的混合物（蔗糖：糊精=3：1）及适量70%的乙醇，拌和成软材，挤压过筛（12目～14目）制颗粒，60℃干燥，整粒，按每袋相当于桔梗10 g分装于塑料袋中，密封，即得。

【功能主治】清热、止咳、化痰。用于阴虚火旺、虚火上浮、口鼻干燥、咽喉肿痛等。

【用法用量】口服，一次1袋，一日4次。

【注意事项】

1. 本品为棕色或棕褐色的颗粒，味甜、微苦或味微苦（无蔗糖）。

2. 取本品0.5 g，加水5 mL使溶解，静置，取上清液点于滤纸上，晾干，置紫外灯（365 nm）下观察，显蓝紫色。

3. 取本品0.5 g，加水10 mL使溶解，滤过。取滤液1 mL，加茚三酮试液0.5 mL，置水浴上加热数分钟，显蓝紫色。

（三）益母草泡腾冲剂

【处方】益母草1 000 g　糖粉适量　糊精适量　枸橼酸适量　碳酸氢钠适量

【制法】

1. 将益母草加水煎煮2次，第1次加水10倍，煎沸1.5 h，第2次加水8倍，煎沸1 h，过滤，药渣压榨，压榨液与滤液合并，同时捞去泡沫，滤液浓缩至与原药材量1：1时放冷至室温，加乙醇至含醇量达40%，冷藏24 h，取上清液再次浓缩至1：1，放置24 h，取上清液浓缩至相对密度1.40左右（80℃），备用。

2. 将上述稠浸膏分为甲乙两份，甲份较多些，取甲浸膏与处方中的部分糖粉、糊精及全部的碳酸氢钠制成颗粒，干燥，称甲颗粒；取乙浸膏与处方中的其余糖粉、糊精和全部枸橼酸制成颗粒，干燥，称乙颗粒。

3. 将甲乙两颗粒充分混合均匀，用喷雾器喷入少许橘味香精，密闭放置一定时间后分装，每袋20 g，相当于原生药25 g。

【功能主治】调经、活血、祛瘀。用于月经不调，产后瘀血作痛。

【用法用量】口服。每次 1 袋，一日 2 ～ 3 次，开水冲服。

五、颗粒剂的质量检查

1. 外观性状　干燥、颗粒均匀、色泽一致，无吸潮、软化、结块、潮解等现象。

2. 粒度　除另有规定外，取单剂量包装的颗粒剂 5 包（瓶）或多剂量包装的颗粒剂 1 包（瓶），称定重量，置药筛内过筛，过筛时，将药筛保持水平状态，左右往返轻轻筛动 3 min。不能通过一号筛和能通过五号筛的颗粒和粉末的总和，不得超过 15%。

3. 水分　一般颗粒剂依照《中国药典》2015 年版四部水分测定法（通则 0832）测定，除另有规定外，含水量不得超过 8.0%。

4. 溶化性　除另有规定外，可溶性颗粒检查法：取供试品颗粒剂 10g（中药单剂量包装取 1 袋），加入热水 200 mL，搅拌 5 min，立即观察。可溶性颗粒剂应全部溶化，允许有轻微浑浊。泡腾性颗粒取供试品 3 袋，将药移至 200 mL 水中，应立即产生二氧化碳气体并呈泡腾状，5 分钟内颗粒均应完全分散或溶解。混悬性颗粒若检查溶出度或释放度可不进行溶化性检查。

5. 装量差异　单剂量分装的颗粒剂装量差异限度应符合表 5-1 中的规定。取供试品 10 袋（瓶），分别精密称定每袋（瓶）内容物的重量，每袋（瓶）的重量与标示量相比较（凡无标示装量应与平均装量相比较），超出限度的不得多于 2 袋（瓶），并不得有 1 袋（瓶）超出限度一倍。多剂量分装的颗粒剂，照《中国药典》2015 年版最低装量检查法（通则 0942）检查，应符合规定。

表 5–1　单剂量包装颗粒剂的装量差异限度

标示装量	装量差异限度
1.0 g 或 1.0 g 以下	± 10%
1.0 g 以上或 1.5 g	± 8%
1.5 g 以上至 6.0 g	± 7%
6.0 g 以上	± 5%

六、思考题

1. 制备颗粒剂时应注意哪些问题？

2. 制软材时为何加乙醇？浓缩液中加乙醇精制的目的何在？

3. 结合实验谈谈制软材与湿颗粒的体会。

4. 颗粒剂有哪些质量要求？影响成品质量的因素有哪些？

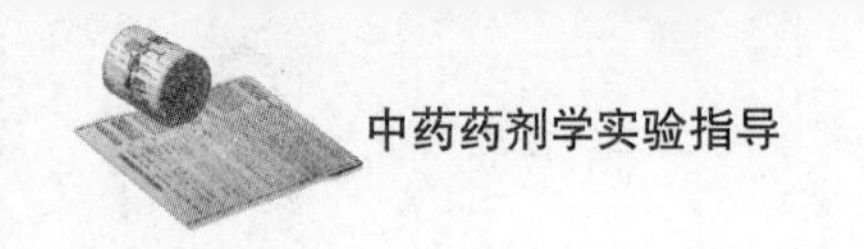

实验六　片剂的制备

一、实验目的

1. 掌握中药半浸膏片剂的制备工艺及操作要点，片剂常规质量检查方法。

2. 正确选用片剂的赋形剂。

3. 了解压片机的基本构造、使用方法及保养。

二、实验指导

1. 片剂系将药材细粉或药材提取物加适宜的赋形剂压制而成的片状制剂。供内服和外用。片剂是临床上应用最广泛的剂型之一。片剂的制备方法主要有湿法制粒压片、干法制粒压片和直接压片法。

2. 中药原料应根据药物所含有效成分的性质进行浸提、分离、精制处理，挥发性或遇热易分解的药物活性成分，在药料处理过程中应避免高温。用量极少的贵重药、毒性药，某些含有少量芳香挥发性成分的药材宜粉碎成细粉，过五至六号筛。化学药品原辅料在混合前一般要先经粉碎、过筛、混合等操作。主药为难溶性药物时，必须有足够的细度以保证混合均匀及溶出度符合要求。若药物量少，与辅料量相差悬殊时，可用等量递增法混合。

3. 制颗粒是制片的重要步骤。首先必须根据主药的性质选好润湿剂或黏合剂。制软材时要控制润湿剂或黏合剂的用量，使软材达到“握之成团、轻压即散”。制粒时，筛网根据片重大小进行选择，通常 0.5 g 以上的片剂选用 12 ～ 16 目筛，0.4 g 以下的片剂选用 14 ～ 20 目筛制粒。

4. 已制好的湿颗粒应根据主药和辅料的性质于适宜温度（60 ～ 80℃）干燥。对遇湿及热稳定的药物，干燥温度可适当提高。干燥时应注意颗粒不要铺得太厚，且干燥过程中要经常翻动。干燥后的颗粒须再进行过筛整粒，整粒时筛网孔径应与制粒用筛网孔径相同或略小。整粒后加入润滑剂、崩解剂等辅料，混匀，压片。

三、实验设备器皿、药品与材料

设备器皿：单冲压片机或旋转式压片机、片剂四用仪、分析天平，普通天平，崩解仪、脆度检查仪、硬度计、烘箱、水浴锅、超声清洗仪、电炉，药筛（80 目、100 目、120 目），尼龙筛（14 目、16 目），搪瓷盘，瓷盆、乳钵等。

药品与材料：淀粉、硬脂酸镁、滑石粉、桃红四物干浸膏粉、硫酸钙、羧甲基淀粉钠、甘露醇、微粉硅胶、可压性淀粉、硬脂酸镁、蒸馏水、板蓝根、野菊花、土牛膝、贯众、氯苯那敏等。

四、实验内容

（一）感冒片

【处方】板蓝根 250 g（粉料 30 g，膏料 220 g）　野菊花 125 g（粉料 50 g，膏料 75 g）　土牛膝 125 g（膏料 125 g）　贯众 125 g（膏料 125 g）　氯苯那敏 125 mg（粉料 125 mg）　滑石粉适量

【制法】

1. 制粉料　取板蓝根 40 g、野菊花 70 g 研粉，过六号筛，分别称取板蓝根粉 30 g、野菊花粉 50 g，另放备用。

2. 制膏料　取膏料药物（粉料剩余部分可加入），置煎煮锅内，加 6 倍量水煮沸 30 min，用六号筛滤过，药渣再加 4 倍量水煮沸 30 min，同法滤过，合并滤液，加热浓缩至约 200 mL。

3. 醇处理　根据浓缩液的体积，加入乙醇，使含醇量达 70%，冷藏静置 24 h 以上。

4. 浓缩收膏　将冷藏后的液体，先虹吸上清液，再抽滤下层液，合并药液，减压回收乙醇至小体积，移至蒸发皿中，于水浴上继续浓缩至约 70 g。

5. 混合粉料　将氯苯那敏研细过六号筛，与板蓝根、野菊花粉混合均匀。

6. 制颗粒　将粉料置搪瓷盘内，加入上述热浸膏迅速拌匀，制成软材，于一号筛（14 目）上挤出制粒，颗粒摊于搪瓷盘内，置烘箱中 60 ～ 70℃烘干。

7. 颗粒含水量测定　生产上多使用红外线水分快速测定仪。使用方法：先以 10 g 砝码调整天平使指针为“零”点，取下砝码，将 5 g 或 10 g 样品放在试料托盘内（若样品少于 10 g 时必须加砝码使试料盘内总重为 10 g，投影屏上显示值为零），摊匀，然后开启天平和红外线灯，对样品进行加热干燥 15 ～ 30 min，俟干燥至投影屏上读数稳定，即可记下百分含水量。干颗粒水分一般控制在 5% 左右。

8. 压片　按干颗粒重量加入 3% 的滑石粉，混匀，用一号筛（14 目）整粒，压片，片重 0.35 ～ 0.40 g，即得。

9. 质量检查　片重差异、崩解时限、脆碎度、硬度检查。

10. 包装　质量检查合格后即可包装。

【功能主治】清热解毒。用于感冒初起，恶寒发热、头痛鼻塞、咽喉肿痛等。

【用法用量】口服，一次 4 ～ 6 片，一日 3 次。

（二）穿心莲片

【处方】穿心莲饮片 40 g　穿心莲粉 16 g　滑石粉适量

【制法】取穿心莲饮片 40 g，加 85% 乙醇超声辅助提取两次，每次 30 min，用纱布加六号筛滤过，滤液浓缩至稠膏状（约得膏 15 g），稍冷加入穿心莲粉（过六号筛）16 g，拌匀，制成软材，用一号筛（14 目）挤出制粒，湿颗粒摊于盘内，60 ～ 70℃烘干，加 3% 滑石粉，混匀，用一号筛（14 目）整粒，压片，每片相当于原药材 1 g。

做片重差异、崩解时限、脆碎度、硬度检查，符合规定后，包装。

【功能主治】清热解毒，凉血，消肿，用于感冒发热、咽喉肿痛、口舌生疮、顿咳劳嗽、泄泻痢疾、热淋涩痛、痈肿疮疡、毒蛇咬伤。

【用法用量】口服，一次 3 片，一日 2 次。

五、质量检查

1. 外观检查　应完整光洁．色泽均匀；应有适宜的硬度，以免在包装贮运过程中发生碎片。

2. 片重差异　根据《中国药典》2015 年版四部（通则 0101）片剂项下规定：抽取药片 20 片，精密称定总重量，求得平均片重后，再分别精密称定各片的重量。每片重量与平均片重相比较（凡无含量测定的片剂或有标示片重的片剂，每片重量应与标示片重相比较），按下表（表 6-1）规定，超出重量差异限度的药片不得多于 2 片，并不得有 1 片超出限度的一倍。

除薄膜衣片按上述检查法检查外，糖衣片与肠溶衣片应在包衣前检查片心的重量差异，符合表 6-1 规定后方可包衣。包衣后不再检查重量差异。

表 6–1　片剂重量差异限度

平均重量	重量差异限度
0.3 g 以下	± 7. 5%
0.3 g 或 0.3 g 以上	± 5%

3. 崩解时限　除另有规定外，照《中国药典》2015 年版四部崩解时限检查法（通则 0921）检查。取药片 6 片，分别置崩解仪的吊篮玻璃管中，每管各加 1 片，加挡板，浸入 1 000 mL 烧杯中，烧杯内盛有温度为 37 ± 1℃的水，调节吊篮位置使其下降至低点时筛网距烧杯底部 25 mm，调节水位高度使吊篮上升至高点时筛网在水面下 15 mm 处，吊篮顶部不可浸没于溶液中，往复频率为每分钟 30 ～ 32 次。应在表 6-2 规定的时间内全部崩解通过筛网，如有 1 片不能完全崩解，应另取 6 片复试，均应在表 6-2 规定的时间内全部崩解通过筛网。

表 6-2　片剂崩解时限

片剂类型	崩解时限（min）
全粉末片	30
浸膏片、半浸膏片、糖衣片	60
薄膜衣片（在盐酸溶液 9→1 000 中进行检查）	60
肠溶衣片（先在盐酸溶液 9→1 000 中进行检查，	120
无变化，再在 pH 6.8 磷酸盐缓冲液中进行检查）	60

凡规定检查溶出度或释放度，以及供咀嚼、含化的片剂，可不进行崩解时限检查。

4. 脆碎度检查　除另有规定外，非包衣片照《中国药典》2015 年版四部片剂脆碎度检查法（通则 0923）检查。取供试品若干片使其总重量约为 6.5 g，平均片重大于 0.65 g 的供试品，取样品 10 片，用吹风机吹去脱落的粉末，精密称定，置脆碎度检查仪的圆筒中滚动 100 次，取出用吹风机吹去粉末，精密称定。不得检出断裂片、龟裂或分碎片，且减失重量不得超过 1%。

5. 硬度试验

（1）经验法：取药片 1 片，置中指和食指间，以拇指加压。如果轻轻一压药片即分成两半，则为硬度不足。

（2）硬度计法：将药片侧立于硬度计的固定底板和加压的活动弹簧柱头之间，借螺旋的作用加压于片剂，至片剂碎裂时弹簧上所表示的压力即为片剂的硬度。

（3）片剂四用测定仪法：将药片纵向夹于片剂四用仪上测硬度的卡钳中，轻轻旋转微调头夹住药片，将倒顺开关拨向顺位，电机带动螺杆压缩弹簧，使顶头对药片加压。当压力达到一定程度时，药片破碎，此时微动开关被触动，使电机停转，这时指针的位置即为药片破碎所需的重量（kg）。一般中药压制片的硬度为 2 ～ 3 kg，化学药物压制片为 2 ～ 3 kg，大片为 3 ～ 10 kg。

六、思考题

1. 在何种情况下选用稀释剂与吸收剂？
2. 制备中药片剂时为何要制颗粒？
3. 如何决定中药半浸膏片中膏料和粉料的用量？应如何制颗粒？
4. 影响中药片剂的硬度、崩解度和重量差异的因素有哪些？

实验七　丸剂的制备

一、实验目的要求

1. 掌握泛制法、塑制法、滴制法制备丸剂的方法与操作要点。

2. 熟悉水丸、蜜丸、滴丸对药料和辅料的处理原则及各类丸剂的质量要求。

3. 了解滴丸的制备原理及影响滴丸质量的因素。

二、实验指导

1. 丸剂的制法有泛制法、塑制法和滴制法。泛制法适用于水丸、水蜜丸、糊丸、浓缩丸的制备，其工艺流程为：原、辅料的准备→起模→成型→盖面→干燥→选丸→质量检查→包装。塑制法适用于蜜丸、浓缩丸、糊丸、蜡丸等的制备，其工艺流程为：原、辅料的准备→ 制丸块→制丸条→分粒、搓圆→干燥→质量检查→包装。滴制法适用于滴丸的制备，其工艺过程为：将药物溶解、乳化或混悬于熔融基质中，药液经滴头滴入与基质不相混溶的冷却液中，经收缩、冷凝成丸，拭去丸粒表面的冷却液，质检合格后包装。易挥发性药物制备滴丸时，要注意加热熔融的温度和时间，避免药物挥发损失。

2. 供制丸用的药粉应为细粉或极细粉；起模、盖面、包衣的药粉，应根据处方药物的性质选用。丸剂的赋形剂种类较多，选用恰当的润湿剂、黏合剂，既有利于成型，又有助于控制溶散时限，提高药效。

3. 水丸制备时，根据药料性质、气味等可将药粉分层泛入丸内，掩盖不良气味，防止芳香成分的挥发损失，也可将速效部分泛于外层，缓释部分泛于内层，达到长效的目的。一般选用黏性适中的药物细粉起模，并应注意掌握好起模用粉量。如用水为润湿剂，必须用 8 h 以内的凉开水或蒸馏水。水蜜丸成型时先用低浓度的蜜水，然后逐渐用稍高浓度的蜜水，成型后再用低浓度的蜜水撞光。盖面时要特别注意分布均匀。

4. 泛制丸因含水分多，湿丸粒应及时干燥，干燥温度一般为 80℃左右。含挥发性、热敏性成分，或淀粉较多的丸剂，应在 60℃以下干燥。丸剂在制备过程中极易染菌，应采取恰当的方法加以控制。

5. 滴丸的冷却剂必须对基质和主药均不溶解，其比重轻于基质，但两者应相差极微，使滴丸滴入后逐渐下沉，给予充分的时间冷却。否则，如冷却剂比重较大，滴丸浮于液面；反之则急剧下沉，来不及全部冷却，滴丸会变形或合并。

三、实验设备器皿、药品与材料

设备器皿：泛丸匾、铝锅、药粉勺、药粉盆、水盆、棕或马兰根刷子、药筛、选丸筛、电炉、手称、小型水丸机、水浴锅、烘箱、搓丸板、搓条板、瓷盆、方盘、铝锅、烧杯、尼龙筛网、比重计、温度计、电炉、天平等。

药品与材料：柴胡、当归、白芍、白术（炒）、茯苓、炙甘草、薄荷、山楂、六神曲、麦芽、熟地黄、山茱萸、牡丹皮、山药、茯苓、泽泻、蜂蜜、包装纸、塑料袋、冷开水或蒸馏水等

四、实验内容

（一）逍遥丸

【处方】柴胡 100 g　茯苓 100 g　当归 100 g　白芍 100 g　白术（炒）100 g　炙甘草 80 g　薄荷 20 g

【制法】将上述药炮制合格，称量配齐，粉碎，混合，过 80 ～ 100 目筛。将混合后的药粉用冷开水或姜汁泛为小丸，低温干燥，质检，包装即得。

【功能主治】疏郁健脾，养血调经。用于肝气不舒，胸胁胀痛，头晕目眩，食欲减退，月经不调。

【用法用量】口服，一次 6 ～ 9 g，一日 1 ～ 2 次。

（二）四消丸

【处方】大黄 223 g　猪牙皂（炒）37 g　牵牛子（炒）148 g　香附（醋炒）148 g　槟榔 148 g　五灵脂（醋炒）148 g

【制法】以上 6 味，牵牛子单独粉碎，其余 5 味混合粉碎，细粉混合后，过七号筛，混匀，用醋泛丸，每 20 丸重 1 g，干燥，包装即得。

【功能主治】消水，消痰，消食，消气。导滞通便。

【用法用量】口服，一次 30 ～ 60 丸，一日 2 次。

【注意事项】

1. 身体衰弱，脾虚便泄，有外感者及孕妇忌服。

2. 因牵牛子为含有油脂性成分的药料，应采用串油法粉碎。即将处方中其他药物共研成细粉，然后将牵牛子研成糊状，再把其他药粉分次掺入，使药粉及时将油吸收，以便粉碎与过筛。

3. 制备本品时以醋为润湿剂泛丸，药用以米醋为主，内含 3% ～ 5% 的乙酸。

（三）大山楂丸

【处方】山楂 1 000 g　六神曲（麸炒）150 g　麦芽（炒）150 g

【制法】以上 3 味，粉碎成细粉，过筛，混匀；另取蔗糖 600 g，加水 270 mL 与炼蜜 600 g，混合，炼至相对密度约为 1.38（70℃）时，滤过，与上述细粉混匀，制丸块，搓丸条，制丸粒，每丸重 9g，即得。

【功能主治】开胃消食。用于食积内停所致的食欲不振，消化不良，脘腹胀闷。

【用法用量】口服，一次 1～2 丸，一日 1～3 次，小儿酌减。

（四）六味地黄丸

【处方】熟地黄 160 g　山茱萸（制）80 g　牡丹皮 60 g　山药 80 g　茯苓 60 g　泽泻 60 g

【制法】

1. 粉碎　以上 6 味除熟地黄、山茱萸外，其余山药等 4 味共研成粗粉，取其中一部分与熟地黄、山茱萸共研成不规则的块状，放入烘箱内于 60℃以下烘干，再与其他粗粉混合粉碎成细粉。过 80 目筛混匀备用。

2. 炼蜜　取适量生蜂蜜置于适宜容器中，加入适量清水，加热至沸后，用 40～60 目筛滤过，除去死蜂、蜡、泡沫及其他杂质。然后，继续加热炼制，至蜜表面起黄色气泡，手拭之有一定黏性但两手指离开时无长丝出现（此时蜜温约为 116℃）即可。

3. 制丸块　将药粉置于搪瓷盘中，每 100 g 药粉加入炼蜜 90 g 左右，混合揉搓制成均匀滋润的丸块。

4. 搓条、制丸　根据搓丸板的规格将以上制成的丸块分成适当重量的若干小块，将每一小块搓成适宜长短粗细的丸条，再置于搓丸板的沟槽底板上（需预先涂少量润滑剂，以防黏附），手持上板，使两板对合，然后由轻至重前后搓动数次，直至丸条被切断，且搓圆成丸。每丸重 9 g。

【功能主治】滋阴补肾。用于肾阴亏损，头晕耳鸣，腰膝酸软，骨蒸潮热，盗汗遗精，消渴。

【用法用量】口服，一次 1 丸，一日 2 丸。

【注意事项】

1. 本品方中熟地黄、山茱萸为含有糖分成分的黏性药料，应采用串料法粉碎。

2. 炼蜜时应不断搅拌，以免溢锅。炼蜜时应根据方中药物的性质控制加热的时间、温度、颜色、水分等使之达到适当程度。过嫩含水量高，使药粉黏合不好，成丸易霉坏；过老丸块发硬，难以搓丸，成丸后不易崩解。

3. 合药（制丸块）时药粉与炼蜜应充分混合均匀，制成软硬适度、可塑性佳的丸块，以保证搓条、制丸的顺利进行。

4. 为了便于制丸操作，避免丸块、丸条与工具黏连，并使制得的丸粒表面光滑，操作前可在搓丸、搓条工具上涂擦少量润滑剂。润滑剂可用麻油 1 000 g 加蜂蜡 200 ～ 300 g 熔融制成。

5. 本品方中既含有熟地黄等黏性成分，又含有茯苓、山药等粉性较强的成分，所以用中蜜为宜，下蜜温度约为 70 ～ 80℃。

（五）氯霉素耳滴丸

【处方】氯霉素 5.0 g　聚乙二醇 6000　10.0 g

【制法】取聚乙二醇 6000 于蒸发皿中，置水浴上加热熔融，加入氯霉素，搅拌使全溶。将药液移至滴丸装置的贮液筒内，并使药液温度保持在 80℃，控制滴速，滴入用冰浴冷却的液状石蜡冷凝液中成丸，待冷凝完全后取出滴丸，摊于纸上，吸去滴丸表面的液状石蜡，自然干燥即得。

【功能主治】具有抗菌消炎作用，用于治疗化脓性中耳炎。

【用法用量】口服。常用量，一次 2 ～ 4 粒，一日三次，发病时可含服或吞服。

【注意事项】

1. 氯霉素在水中溶解度很小（1∶400），不易在脓液中维持较高浓度。水溶性基质聚乙二醇 6000 的熔点为 54 ～ 60℃，约在 80℃时能与高熔点的氯霉素（149 ～ 153℃）形成低共熔物，使氯霉素在耳滴丸中分散度大、溶解快、奏效迅速。普通丸、片与水接触后很快崩散并随脓液流出或阻塞耳道妨碍引流，但本耳丸接触脓液时，仅有部分聚乙二醇 6000 溶解，其余部分仍保持丸形，且有一定硬度，故有长效、高效的特点。

2. 熔融药液的温度应不低于 80℃，否则在滴口处易凝固，不易滴下。冷却剂液状石蜡的温度应控制在 -2 ～ -3℃。温度过高时丸粒易黏连并粒，不能成形。

3. 滴管距冷却液面的距离也会影响滴丸的丸重与丸形，一般此距离应控制在 5 cm 以下为宜。

（六）苏冰滴丸

【处方】苏合香酯 0.5 g　冰片 1.0 g　聚乙二醇 6000　3.5 g

【制法】将聚乙二醇 6000 置于铝锅中，于油浴上加热至 90 ～ 100℃，待全部熔融后加入苏合香酯及冰片搅拌溶解，转移至贮液瓶中，密闭并保温在 80 ～ 90℃，调节滴液定量阀门，滴入 10 ～ 15℃的液体石蜡中，将成形的滴丸沥尽并擦去液体石蜡，置于石灰缸内干燥，即得。

【功能主治】芳香开窍，理气止痛。适用于冠心病胸闷、心绞痛、心肌梗死等症，能迅速缓解症状。

【用法用量】口服，常用量一次 2 ～ 4 粒（每粒 50 mg），一日 3 次；发病时立即含服或吞服。

【注意事项】

1. 滴丸应大小均匀，色泽一致，不得发霉变质。

2. 滴丸的成型与基质种类、含药量、冷却液以及冷却温度等多种因素有关。

3. 根据药物的性质与使用、贮藏的要求，滴丸还可包糖衣或薄膜衣，也可使用混合基质。

五、质量检查

1. 外观检查　丸剂外观应圆整均匀、色泽一致。大蜜丸和小蜜丸应细腻滋润，软硬适中。滴丸应大小均匀，色泽一致，表面的冷凝液应除去。

2. 重量差异

（1）除另有规定外，滴丸剂照《中国药典》2015 年版四部丸剂（通则 0108）中方法检查。取供试品 20 丸，精密称定总重量求平均丸重，再分别精密称定每丸重量。每丸重量与标示丸重相比（无标示丸重的与平均丸重比较），按下表（表 7-1）中的规定，超出重量差异限度的不得多于 2 丸，并不得有 1 丸超出限量的 1 倍。

表 7–1　滴丸剂重量差异限度

标示丸重或平均丸重	重量差异限度
0.03 g 及 0.03 g 以下	± 15%
0.03 以上至 0.1 g	± 12%
0.1 g 以上至 0.3 g	± 10%
0.3 g 以上	± 7.5%

（2）除滴丸、糖丸外，其他丸剂照《中国药典》2015 年版四部丸剂（通则 0108）中方法检查。以 10 丸为 1 份（丸重 1.5 g 及 1.5 g 以上的 1 丸为 1 份），取供试品 10 份，分别称定重量，再与每份标示重量（每丸标示重量 × 称取丸数）相比（无标示重量的与平均重量比较），按表 7-2 规定，超出重量差异限度的不得多于 2 份，并不得有 1 份超出限度 1 倍。

表 7–2　丸剂重量差异限度

标示丸重或平均丸重	重量差异限度
0.05 g 及 0.05 g 以下	± 12%
0.05 g 以上至 0.1 g	± 11%
0.1 g 以上至 0.3 g	± 10%
0.3 g 以上至 1.5 g	± 9%

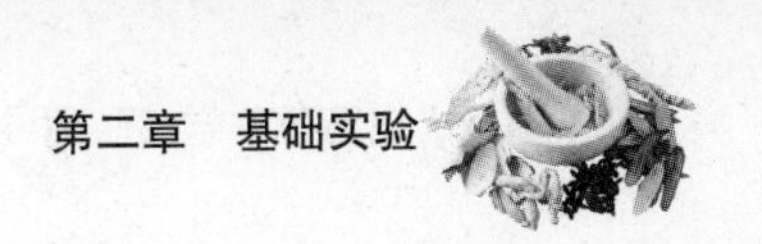

续表

标示丸重或平均丸重	重量差异限度
1.5 g 以上至 3 g	± 8%
3 g 以上至 6 g	± 7%
6 g 以上至 9 g	± 6%
9 g 以上	± 5%

丸剂需包糖衣者应在包衣前检查丸心的重量差异，包糖衣后不再检查。

3. 装量差异　除另有规定外，单剂量分装的丸剂，照《中国药典》2015 年版四部丸剂（通则 0108）中装量差异的方法检查，应符合规定。多剂量分装的丸剂照最低装量检查法（通则 0942）检查，应符合规定。

4. 水分　照水分测定法（通则 0832）测定，除另有规定外，大蜜丸、小蜜丸、浓缩蜜丸中所含水分不得超过 15.0%；水蜜丸、浓缩水蜜丸不得超过 12.0%；水丸、糊丸和浓缩丸不得超过 9.0%；微丸按其所属丸剂类型的规定判定。蜡丸不检查水分。

5. 溶散时限　除另有规定外，取供试品 6 丸，选择适当孔径筛网的吊篮（丸剂孔径 2.5 mm 以下的用孔径约 0.42 mm 的筛网；在 2.5 ～ 3.5 mm 之间的用孔径 1.0 mm 的筛网；在 3.5 mm 以上的用孔径约 2.0 mm 的筛网），照《中国药典》2015 年版四部（通则 0921）崩解时限检查法片剂项下的方法加挡板进行检查。除另有规定外，小蜜丸、水蜜丸和水丸应在 1 h 内全部溶散；糊丸和浓缩丸应在 2 h 内全部溶散。滴丸剂不加挡板检查，应在 30 min 内全部溶散，包衣滴丸应在 1 h 溶散。如操作过程中有供试品黏附挡板妨碍检查，应另取供试品 6 丸，不加挡板进行检查。

上述检查应在规定时间内全部通过筛网。如有细小颗粒状物未通过筛网，但已软化无硬心者可作合格论。大蜜丸不检查溶散时限。

六、思考题

1. 用泛制法制备水丸过程中，丸粒不易长大，且丸粒愈泛愈多，或者丸粒愈泛愈少，是何原因？如何解决？

2. 用塑制法制备蜜丸时，一般性药粉、燥性药粉、黏性药粉其用蜜量、炼蜜程度和药用蜜温度应怎样掌握？

3. 滴丸有何特点？制备滴丸时应注意哪些问题？

实验八　软膏剂的制备

一、实验目的要求

1. 掌握不同类型、不同基质软膏剂的制备方法及其操作要点。

2. 掌握软膏剂中药物的加入方法。

3. 了解软膏剂的质量评定方法。

二、实验指导

1. 软膏剂是由药物与基质组成，基质为软膏剂的赋形剂，占软膏组成的大部分，其对软膏剂的质量、理化特性及药物疗效的发挥均有极其重要的影响。基质本身具有保护与润滑皮肤的作用。常用的基质有3类：即油脂性基质、乳剂基质和水溶性基质。不同类型的软膏基质对药物释放、吸收的影响不同，其中以乳剂基质释药为最快。不同类型软膏的制备可根据药物和基质的性质、制备量及设备条件不同而分别采用研合法、熔融法和乳化法制备。若软膏基质比较软，在常温下通过研磨即能与药物均匀混合，可用研磨法。若软膏基质熔点不同，在常温下不能与药物均匀混合，或药物能在基质中溶解，或药材须用基质加热浸取其有效成分，多采用熔融法。乳化法是制备乳膏剂的专用方法。

2. 制备软膏的操作注意事项

（1）选用油脂性基质时，应纯净，否则应加热熔化后滤过，除去杂质，或加热灭菌后备用。

（2）混合基质的熔点不同时，熔融时应将熔点高的先熔化，然后加入熔点低的熔化。

（3）基质可根据含药量的多少及季节的不同，适量增减蜂蜡、石蜡、液状石蜡或植物油等用量，以调节软膏稠度。

（4）水相与油相两者混合的温度一般应控制在80℃以下，且两相温度应基本相同，以免影响乳膏的细腻性。

（5）乳化法中两相混合时的搅拌速率不宜过慢或过快，以免乳化不完全或因混入大量空气使成品失去细腻和光泽并易变质。

（6）不溶性药物应先研细过筛，再按等量递增法与基质混合。药物加入熔化基质后，应搅拌至冷凝，以防药粉下沉，造成药物分散不匀。

（7）挥发性或易升华的药物和遇热易破坏的药物，应将基质温度降低至30℃左右加入。

（8）处方中有共熔组分如樟脑、冰片等共存时，应先将其共熔后，再与冷至40℃以下的基质混匀。

（9）中药煎剂、流浸膏等可先浓缩成稠膏，再与基质混合。稠膏应先加少量溶媒（稀乙醇）使之软化或研成糊状后，再加入基质中混匀。

三、实验设备器皿、药品与材料

设备器皿：乳钵、水浴锅、软膏板、软膏刀、蒸发皿、烧杯、电炉、温度计、药筛、乳匀机等。

药品与材料：硬脂酸、单硬脂酸甘油酯、凡士林、甘油、羊毛脂、液体石蜡、三乙醇胺、包装材料等。

四、实验内容

（一）黄芩素软膏

【处方】黄芩素 0.5 g　凡士林适量　液体石蜡适量

【制法】取黄芩素置乳钵中，加少量（约 2 mL）液体石蜡，研磨至均匀细腻糊状，再分次递加凡士林至全量，研匀即得。

【功能主治】抗菌、消炎。用于化脓性皮肤感染。

【用法用量】外用，涂敷于患处。

【注意事项】

黄芩素应与液体石蜡先混合使成细糊状，以利于与凡士林混合均匀。混合时应采用等量递增法混合。

（二）W/O 型乳剂基质

【处方】白蜂蜡 12 g　石蜡 12 g　液状石蜡 56 g　硼砂 0.5 g　蒸馏水适量

【制法】取白蜂蜡、石蜡与液状石蜡，置容器中在水浴上加热熔化后，保持温度在70℃左右；另取硼砂溶于约 70℃的水中，将水相缓缓加入油相中，不断向同一方向搅拌至冷凝，制成 100 g 即得。

【功能主治】滋润皮肤，也作为软膏基质用。

【注意事项】

1. 处方中蜂蜡含有少量高级脂肪醇为 W/O 型乳化剂，尚含有少量高级脂肪酸，高级脂肪酸与硼砂水解生成的氢氧化钠反应生成钠皂，为 O/W 型乳化剂。因处方中油相大于水相，故形成的是 W/O 型乳剂基质，如果增加水相比例（大于 50%），则形成 O/W 型乳剂基质。

2. 油、水两相混合时温度应相同，并不断搅拌至冷凝，搅拌是做乳化功，乳化功越大，乳膏越均匀细腻。

（三）黄芩素乳膏 O/W

【处方】黄芩素细粉（过六号筛）4 g　冰片 0.2 g　硬脂酸 12 g　单硬脂酸甘油酯 4 g　蓖麻油 2 g　甘油 10 g　三乙醇胺 1.5 mL　尼泊金乙酯 0.1 g　蒸馏水 50 mL

【制法】

1. 将硬脂酸、单硬脂酸甘油酯、蓖麻油、尼泊金乙酯共置干燥烧杯内，水浴加热至 50 ～ 60℃使全熔。

2. 将甘油、黄芩素、蒸馏水置另一烧杯中，加热至 50 ～ 60℃左右，边搅拌边加入三乙醇胺，使黄芩素全溶。

3. 将冰片加入（1）液中溶解后，立即将（1）逐渐加入（2）中，边加边搅拌，至室温，制成 100 g 即得。

【功能主治】清热解毒，燥湿。用于急、慢性湿疹，过敏性药疹，接触性皮炎，毛囊炎，疖肿等。

【用法用量】外涂，一日 2 次。必要时用敷料包扎。有渗出液、糜烂、继发性感染的病灶，先用 0.05% 高锰酸钾或 0.025% 新洁尔灭洗净拭干后，再涂药膏。

（四）油脂性基质黄芩素软膏

【处方】黄芩素细粉（过六号筛）4 g　凡士林 87 g　羊毛脂 9 g

【制法】称取凡士林，加羊毛脂，水浴加热熔融后，加入黄芩素细粉，搅匀，放冷即得。

五、软膏剂质量检查

1. 粒度　除另有规定外，含饮片细粉的软膏剂粒度检查时，取供试品适量，置于载玻片上涂成薄层，薄层面积相当于盖玻片面积，共 3 片，照《中国药典》2015 年版第四部粒度和粒度分布测定法（通则 0982 第一法）测定，均不得检出大于 180 μm 的粒子。

2. pH 值测定　取软膏适量，加水振摇，分取水溶液加酚酞或甲基红指示液均不得变色。

3. 无菌检查　用于烧伤 [除程度较轻的烧伤（ Ⅰ度、Ⅱ度）外] 或严重创伤的软膏剂与乳膏剂，照《中国药典》2015 年版四部无菌检查法（通则 1101）检查，应符合规定。

4. 稳定性试验　将软膏装入密闭容器中添满，编号后分别置于保温箱（39℃ ±1℃）、室温(25℃ ±1℃)及冰箱(0℃ ±1℃)中一个月,检查其含量、稠度、失水、酸碱度、色泽、均匀性、酸败等现象。在贮存期内应符合有关规定。

六、思考题

1. 软膏剂的制法有哪些?如何选用?

2. 分析乳剂基质处方,写出制备工艺流程及应注意哪些问题。油、水两相的混合方法有几种?操作关键是什么?

3. 制备软膏剂时处方中的药物应如何加入?

实验九　栓剂的制备

一、实验目的要求

1. 掌握用热熔法制备栓剂的操作方法及注意事项。

2. 熟悉各类栓剂基质的特点及适用范围。

3. 了解置换值在栓剂制备中的应用。

二、实验指导

1. 栓剂系用药材提取物或药粉与适宜基质制成的供腔道给药的固体制剂，其形状和重量根据腔道不同而异。目前常用的栓剂主要有肛门栓和阴道栓两种。

2. 栓剂中的药物与基质应充分混合均匀，栓剂在常温下应具有适宜硬度与韧性、无刺激性，熔点应接近体温（约 37℃），塞入腔道后，应能融化、软化或溶化，并与分泌液混合，逐渐释放出药物，产生局部或全身作用。

3. 栓剂的基质可分为脂肪性基质、水溶性及亲水性基质两类。脂肪性基质有可可豆油、半合成脂肪酸酯、香果脂等；水溶性及亲水性基质有甘油明胶、聚乙二醇类、聚氧乙烯（40）硬脂酸酯等。为利于脱模，使栓剂外观光洁，制备栓剂时栓模应涂以润滑剂。常用的润滑剂有：脂肪性基质选用软皂、甘油、95% 乙醇混合制成溶液（三者比例为 1∶1∶5）；水溶性及亲水性基质选用液状石蜡、植物油、硅油等。在某些栓剂中还可加入表面活性剂使药物易于释放和被机体吸收。

4. 栓剂的制备方法有热熔法、冷压法和搓捏法 3 种，可按基质和药物的性质选择制法。目前生产上以热熔法应用最广泛，水溶性及亲水性基质的栓剂可采用热熔法。而脂肪性基质可采用上述三法中的任何一种，热熔法制备栓剂的工艺流程为：基质熔化→加入药粉混匀→注模→冷却成型→削去溢出部分→脱模→质检→包装。

5. 制备栓剂时环境应洁净，用具、容器需经适宜方法清洁或灭菌，原料和基质也应根据使用部位，按卫生学的要求，进行相应的处理。

6. 栓剂中药物的处理与混合，油溶性药物可直接溶于已熔化的基质中；中药材水提浓缩液或不溶于油脂而溶于水的药物可直接与熔化的水溶性基质混合；或先加少量水溶解，再以适量羊毛脂吸收后与基质混合；难溶性固体药物，一般应先粉碎成细粉（过六号筛）混悬于基质中。能使基质熔点降低或使栓剂过软的药物在制备时，可酌加熔点较高的物质如蜂蜡等予以调整。

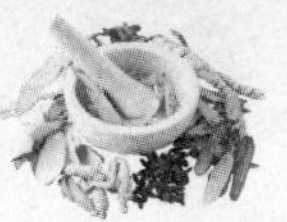

7. 同一栓模制得的栓剂容积是相同的，但因基质和药物密度不同，其栓剂的重量也有差异。所以在设计栓剂处方和制备时，为了确定基质用量以保证栓剂剂量的准确性，故需预测药物的置换价。置换价（f）即药物的重量与同体积基质重量之比值。如鞣酸的可可豆脂置换价为1.6，即1.6 g鞣酸与1.0 g可可豆脂所占的体积相同。

8. 栓剂的包装材料一般为铝箔或塑料膜盒等，应无毒并不与药品起作用。成品置30℃以下密闭保存，贮存时应注意避免受热、受潮及受压。

三、实验设备器皿、药品与材料

设备器皿：栓模（阴道栓模、肛门栓模）、蒸发皿、研钵、水浴锅、电炉、分析天平、融变时限检查仪、天平、刀片、烧杯、包装纸、蒸馏水等。

药品与材料：甘油、甘油明胶、硬脂酸，碳酸钠、硼酸、葡萄糖、黄连、黄柏、黄芩、冰片、半合成脂肪酸酯、蒸馏水等。

四、实验内容

（一）甘油栓

【处方】甘油16.0 g　碳酸钠0.4 g　硬脂酸1.6 g　蒸馏水2.0 g

【制法】取干燥碳酸钠与蒸馏水置蒸发皿内，搅拌溶解，加甘油混合后置水浴上加热，加热同时缓缓加入硬脂酸细粉并随加随搅拌，待泡沫停止、溶液澄明后，注入已涂有润滑剂（液状石蜡）的栓模中，冷却，削去溢出部分，脱模，共制成肛门栓6枚，即得。

【功能主治】本品为缓下药，有缓和的通便作用。用于治疗便秘。

【用法用量】每次1枚，纳入肛门。

【注意事项】

1. 本品系以硬脂酸与碳酸钠生成钠肥皂，由于肥皂的刺激性与甘油较高的渗透压而能增加肠蠕动，呈现泻下作用。其化学反应式为：

$$2C_{17}H_{35}COOH + Na_2CO_3 \longrightarrow 2C_{17}H_{35}COONa + CO_2\uparrow + H_2O$$

甘油栓中含有大量甘油，甘油与钠肥皂混合使之硬化呈固体凝胶状，二者均具轻泻作用。

2. 制备甘油栓时，硬脂酸细粉应少量分次加入，与碳酸钠充分反应，直至泡沫停止、溶液澄明、皂化反应完全，才能停止加热。皂化反应产生的二氧化碳必须除尽，否则所制得的栓剂内含有气泡。注入栓模时务必除尽气泡，否则栓剂影响栓剂的剂量和外观。本品水分含量不宜过多，因肥皂在水中呈胶体，水分过多会使成品发生混浊。故可采用硬脂酸钠与甘油，经加热、溶解、混合制成甘油栓，如此既可省去皂化反应步骤又可提高甘油栓的质量，并使甘油栓无水分渗出。

3. 优良的甘油栓应透明而有适宜的硬度，皂化反应必须完全。否则留有未皂化的硬脂酸会影响成品的透明度和弹性。为使皂化反应完全，一是将皂化温度升高，控制在115℃左右可加速皂化反应的完成；二是处方中碱的用量须比理论值稍高。

4. 注模前应将栓模预热（80℃左右），使冷却缓慢进行，如冷却过快，成品的硬度、弹性、透明度均受影响。

（二）三黄栓

【处方】三黄粉 2 g　冰片 0.2 g　半合成脂肪酸酯 8 g

【制法】取黄连、黄柏、黄芩各等量，混合粉碎过七号筛，混合均匀，即得三黄粉。将半合成脂肪酸酯锉成粗末，水浴加热至熔（40℃以下），加入三黄粉、冰片，搅匀注入涂有润滑剂的栓模中，冷却后削去多余部分，取出包装，即得。

【功能主治】

清热解毒，止痒。用于内痔及直肠炎症。

【用法用量】

塞入肛门内。一次 1 粒，一日 1 次，10 日为一疗程。

【注意事项】

浇模时应注意混合物的温度，温度太高混合物稠度小，栓剂易发生中空和顶端凹陷，故宜在混合物稠度较大时浇模，浇至模口稍有溢出为度，且要一次完成。浇好的模型应置适宜的温度下冷却一定时间，冷却的温度不足或时间短，常发生粘模；相反，冷却温度过低或时间过长，则又可产生栓剂破碎。

五、栓剂的质量检查

1. 外观　栓剂的外观应完整光滑，并有适宜的硬度，无变形、发霉及变质等。

2. 重量差异　取供试品栓剂 10 粒，精密称定总重量，求得平均粒重后，再分别精密称定各粒的重量。每粒重量与平均粒重相比较（有标示粒重的中药栓剂，每粒重量应与标示粒重相比较），超出重量差异限度的药粒不得多于 1 粒，并不得超出限度 1 倍。栓剂的重量差异限度应符合表 9-1 规定。

表 9-1　栓剂的重量差异限度

平均重量	重量差异限度
1.0 g 以下至 1.0 g	± 10%
1.0 g 以上至 3.0 g	± 7.5%
3.0 g 以上	± 5%

3. 融变时限　取栓剂 3 粒，在室温下放置 1 h 后，照《中国药典》2015 年版四部规定的融变时限检查法（通则 0922）检查。除另有规定外，脂肪性基质的栓剂 3 粒均应在 30 min 内全部融化、软化和触压时无硬心；水溶性的基质栓剂 3 粒均应在 60 min 内全部溶解。如有 1 粒不合格，应另取 3 粒复试，均应符合规定。

六、思考题

1. 甘油栓的制备原理是什么？操作应注意什么问题？

2. 热熔法制备栓剂应注意什么问题？基质中加入药物的方法有哪些？

3. 如何评价栓剂的质量？

实验十　膏药的制备

一、实验目的与要求

1. 掌握黑膏药的制备方法、操作关键及注意事项。

2. 判断炸药、炼油的程度及膏药的老嫩度。

3. 熟悉黑膏药的质量要求及检查方法。

二、实验指导

1. 黑膏药系以植物油炸取药料，去渣后在高温下与红丹炼制而成的铅硬膏。炼膏药的植物油以麻油为最好。油在高温条件下炼制，发生氧化、聚合、增稠作用，同时发生分解反应，生成低分子的醛、酮、脂肪酸等分解产物。这些低分子物质，对皮肤可产生刺激性，这种刺激性物质俗称“火毒”。通常利用其能溶于水或具挥发的性质，将炼成的黑膏药趁热以细流倒入冷水中，可使之部分挥发、溶解达到除去目的。

2. 黑膏药制备工艺流程为基质原料的选择→药料的处理→炸药→炼油→下丹→去火毒→摊涂→质检→包装。

3. 红丹的主要成分为 Pb_3O_4 和少量 PbO，若红丹含有水分时易聚结成颗粒，下丹时易沉于锅底，不易与油充分反应，故在使用前应炒去水分，过五号筛备用。红丹在高温下与脂肪酸作用，生成脂肪酸铅盐，此铅盐又可进一步促进油丹化合起催化作用，使油继续氧化、聚合、增稠为黑膏药基质。

3. 丹与油的比例，一般为 500 g 油用 150 ～ 210 g。

4. 黑膏药处方中的药料可分为一般药料（粗料）和细料药两类。粗料药提取时按药料的性质分先炸和后炸，质地坚硬药料先炸，一般者后炸，炸至药料表面深褐色、内部焦黄色为度；细料药如麝香、冰片、乳香、没药、血竭、樟脑等可先研成细粉，在摊涂前于70℃左右加入熔化的膏药中混匀。

5. 炼油为关键操作，油温应控制在 320 ～ 330℃，炼油程度以达到“滴水成珠”为度。炼油时应注意安全、劳动保护及通风，并控制温度，以防着火，一旦着火立即覆盖铁锅盖，并撤离火源。

6. 膏药程度的判断：若膏药黏手或撕之不断表示过嫩，可继续加热或适当补加红丹；若膏药撕之较脆表示过老，可加嫩油或嫩膏调节；若膏不黏手，黏度适当，即表示油丹化合良好。

三、实验设备器皿、药品与材料

设备器皿：火炉、小铁锅、铁锅盖、漏勺、油勺、过滤筛、温度计（500℃）、丹罗、搅棍、水盆等。

药品与材料：麻油（或花生油）、红丹、白蔹、苍术、连翘、黄芩、白芷、木鳖子、生穿山甲、赤勺、栀子、大黄、蓖麻子、金银花、生地黄、当归、黄柏、黄连、蜈蚣、乳香、没药、血竭、儿茶、轻粉、樟脑、红升丹、裱褙材料等。

四、实验内容

拔毒膏

【处方】白蔹、苍术、连翘、黄芩、白芷、木鳖子、生穿山甲、赤勺、栀子、大黄、蓖麻子、金银花、生地黄、当归、黄柏、黄连各 100 g　蜈蚣、乳香、没药、血竭、儿茶、轻粉、樟脑、红升丹各 18 g　麻油 7 500 g

【制法】

1. 配料　按处方将上述药炮制合格，称量配齐。将乳香、没药、血竭、儿茶、轻粉、樟脑、红升等药分别研细粉，过筛，（100 目）混合均匀。

2. 炸药　将白蔹等 16 味，予以碎断。另取麻油 7 500 g，置于铁锅中，将白蔹等倒入，加热炸枯。捞除残渣，取油过滤，即为药油。

3. 炼油　将药油继续炼至“滴水成珠”。

4. 下丹　取红丹加入油中搅匀，使生成物由黄褐色变为黑褐色，取少量滴入水中，数秒钟后取出，撕之不黏手，柔韧刚劲，断面有声既可。

4. 去火毒　取上述炼成的膏药以细流倒入水中，充分揉搓，再换水浸泡，少则 1 天，多则数日，每日换清水 1 次，摊涂前取出凉干。

5. 摊涂　将已去火毒的膏药加热熔化，于 70℃以下加入细料药物搅拌均匀，按规定量摊涂于裱背材料上，即得。每张膏药重 0.6 g 或 1.5 g。

【功能主治】拔毒止痛。主治痈疽肿痛，已溃未溃，疼痛不止。

【用法用量】用时温热化开，贴于患处，1 ～ 3 日换药一次。贮于阴凉干燥处。

【注意事项】

1. 处方中的药料应按性质分先炸和后炸，如生穿山甲等 14 味药应先炸；金银花、蜈蚣后炸；细料药如血竭等 7 味药可先研成细粉，在摊涂前于 70℃左右加入熔化的膏药中混匀，即得。

2. 炼油至“滴水成珠”为度。炼油时应控制温度，以防着火，一旦着火立即覆盖铁锅盖，并撤离火源。

3. 下丹速度应适宜，太快则反应剧烈药油易溢出，且膏药质地不匀；过慢则油温下降，油丹反应不完全，影响膏药质量。

4. 膏药制成后应除去“火毒”，否则对皮肤易引起刺激性。

五、黑膏药质量检查

1. 外观检查　外观乌黑光亮，油润细腻，厚薄均匀，无红斑，无飞边缺口，老嫩适中。

2. 重量差异　按《中国药典》2000 年版一部附录 Ⅰ P 规定的方法和标准检查。取膏药 5 张，分别称定总重量，剪取单位面积（cm^2）的裱背称定，折算出裱背重量，膏药总重量减去裱背重量即为膏药重量，与标示重量比较，不得超出表 10-1 规定。

表 10–1　膏药重量差异限度

标示重量	重量差异限度
3 g 或 3 g 以下	± 10%
3 g 以上至 12 g	± 7%
12 g 以上至 30 g	± 6%
30 g 以上	± 5%

3. 软化点　用环球式软化点测定仪测定，软化点一般在 54 ～ 58℃之间。

六、思考题

1. 试述黑膏药的工艺流程及操作关键。
2. 如何除“火毒”？为什么要除“火毒”？
3. 简述炼油的程度及膏药过老、过嫩应如何处理？

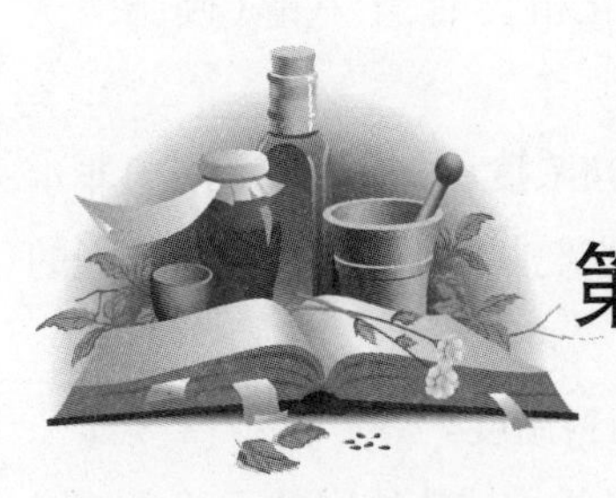

第三章　综合实验

实验十一　丹参滴丸的制备

一、实验目的

1. 掌握固体分散体常用的载体材料。
2. 掌握固体分散体的制备方法。
3. 熟悉共沉淀物提高溶出速率的原理和应用。
4. 掌握滴丸剂中基质与冷凝液选择的原则。

二、实验指导

1. 定义　滴丸系指固体或液体药物与基质加热熔化混匀后，滴入不相混溶的冷凝液中，收缩冷凝而制成的制剂。这种滴法制丸的过程，实际上是将固体分散体制成滴丸的形式。

2. 特点　从滴丸剂的组成、制法看，它具有如下一些特点：①设备简单、操作方便、利于劳动保护，工艺周期短、生产率高；②工艺条件易于控制，质量稳定，剂量准确，受热时间短，易氧化及具挥发性的药物溶于基质后，可增加其稳定性；③基质容纳液态药物量大，故可使液态药物固化，如芸香油滴丸含油可达 83.5%；④用固体分散技术制备的滴丸具有吸收迅速、生物利用度高的特点，如灰黄霉素滴丸有效剂量是 100 目细粉的 1/4、微粉（粒径 5 μm 以下）的 1/2；⑤发展了耳、眼科用药新剂型，五官科制剂多为液态或半固态剂型，作用时间不持久，作成滴丸可起到延效作用。

3. 基质　分为水溶性及非水溶性两大类

水溶性基质有：聚乙二醇类、聚氧乙烯单硬脂酸酯、硬脂酸钠、甘油明胶、尿素、泊洛沙姆（本品为聚氧乙烯聚氧丙烯共聚物，可溶于水，用于滴丸制备时需用二甲硅油做冷凝液。为表面活性剂，熔化时有利于增加药物的溶解，在水中溶解时有增溶作用，可进一步提高药物的生物利用度）。

非水溶性基质有：硬脂酸、单硬脂酸甘油酯、虫蜡、氢化植物油、十八醇（硬脂醇）、十六醇（鲸蜡醇）等。

4. 冷凝液分两类　一是水性冷凝液，常用的有水或不同浓度的乙醇等，适用于非水溶性基质的滴丸；二是油性冷凝液，常用的有液状石蜡、二甲硅油、植物油、汽油或它们的混合物等，适用于水溶性基质的滴丸。

5. 影响丸重的因素　①滴嘴的大小；②滴制速度；③物料温度。

6. 影响圆整度的因素　①物料的黏度与流体状况（黏度过大或流体很差无法自然滴制）；②成型筒上端温度（温度过低，进入成型液中的滴丸表面快速凝固，无法通过表面张力收缩成丸；过高滴丸下降太快无法通过表面张力收缩成丸）；③成型液的黏度（黏度过低，滴丸下降太快，无法通过表面张力收缩成丸；过高会产生粘连或无法沉降）。

三、实验仪器与材料

实验仪器：电子天平、超纯水制备仪、粉碎机、实验滴丸实验仪、圆底烧瓶、水浴锅。

实验材料：丹参、三七、冰片、蒸馏水等。

四、实验内容

复方丹参滴丸

【处方】丹参 450 g　三七 141 g　冰片 8 g

【制法】以上 3 味，冰片研细；丹参、三七加水煎煮，煎液滤过，滤液浓缩，加入乙醇，静置使沉淀，取上清液，回收乙醇，浓缩成稠膏，备用。取聚乙二醇适量，加热使熔融，加入上述稠膏和冰片细粉，混匀，滴入冷却的液体石蜡中，制成滴丸，或包薄膜衣，即得。

【功能主治】活血化瘀，理气止痛。用于气滞血瘀所致的胸痹，症见胸闷、心前区刺痛；冠心病、心绞痛见上述证候者。

【用法用量】吞服或舌下含服。一次 10 丸，一日 3 次。28 天为一个疗程。或遵医嘱。

五、质量要求

1. 性状　本品为棕色的滴丸，或为薄膜衣滴丸，除去包衣后显黄棕色至棕色；气香，味微苦。

2. 定性鉴别

（1）取本品 40 丸，薄膜衣丸压破包衣，加无水乙醇 10 mL，超声处理 10 min，滤过，滤液作为供试品溶液。另取冰片对照品，加无水乙醇制成每 1 mL 含 1 mg 的溶液，作为对照品溶液。照薄层色谱法（2015 年版药典一部附录Ⅵ B）试验，吸取上述两种溶液各

5 ～ 10 μL，分别点于同一硅胶 G 薄层板上，以环己烷—乙酸乙酯（17∶3）为展开剂，展开，取出，晾干，喷以 1% 香草醛硫酸溶液，在 105℃加热至斑点显色清晰。供试品色谱中，在与对照品色谱相应的位置上，显相同颜色的斑点。

（2）取本品 20 丸，置离心管中，加入稀氨溶液（取浓氨试液 8 mL，加水使成 100 mL，混匀）9 mL，超声处理使溶解，离心，取上清液，通过 D101 型大孔吸附树脂柱（内径为 0.7 cm，柱高为 5 cm），用水 15 mL 洗脱，弃去水洗脱液，再用甲醇洗脱，弃去初洗脱液约 0.4 mL，收集续洗脱液约 5 mL，浓缩至约 2 mL，作为供试品溶液。另取三七对照药材 0.5 g，同法（超声处理时间为 15 min）制成对照药材溶液。再取三七皂苷 R1 对照品、人参皂苷 Rb1 对照品、人参皂苷 Rg1 对照品、人参皂苷 Re 对照品，加甲醇制成每 1 mL 含三七皂苷 R1 1 mg，人参皂苷 Rb1、人参皂苷 Rg1 和人参皂苷 Re 各 0.5 mg 的混合溶液，作为对照品溶液。照薄层色谱法（2015 年版药典一部附录Ⅵ B）试验，吸取供试品溶液 4 ～ 10 μL、对照药材溶液和对照品溶液各 2 ～ 4 μL，分别点于同一高效硅胶 G 薄层板上，以三氯甲烷 - 甲醇 - 水（13∶7∶2）10℃以下放置的下层溶液为展开剂，展开，展距 12 cm 以上，取出，晾干，喷以 10% 硫酸乙醇溶液，在 105℃加热至斑点显色清晰，分别在日光和紫外光灯（365 nm）下检视。供试品色谱中，在与对照药材色谱和对照品色谱相应的位置上，日光下显相同颜色的斑点，紫外光下显相同颜色的荧光斑点。

（3）取本品 15 丸，置离心管中，加水 1 mL 和稀盐酸 2 滴，振摇使溶解，加入乙酸乙酯 3 mL，振摇 1 分钟后离心 2 分钟，取上清液作为供试品溶液。另取丹参素钠对照品，加 75% 甲醇制成每 1 mL 含 1 mg 的溶液，作为对照品溶液。照薄层色谱法（2015 年版药典一部附录Ⅵ B）实验，吸取供试品溶液 10 μL、对照品溶液 2 μL，分别点于同一硅胶 G 薄层板上，以三氯甲烷 - 丙酮 - 甲酸（25∶10∶4）为展开剂，展开，取出，晾干，置氨蒸气中熏 15 min 后，显淡黄色斑点，放置 30 min 后置紫外光灯（365 nm）下检视。供试品色谱中，在与对照品色谱相应的位置上，显相同颜色的荧光斑点。

3. 检查　重量差异：在合格滴丸中任取 20 丸，称重（平均重量、各丸重量），计算重量差异（重量差异 = 平均重量 - 各丸重量 ×100%）

五、思考题

1. 滴丸的制备方法有哪些？各有何特点？如何选用这些方法？

2. 滴丸有什么特点？影响滴丸质量的因素有哪些？

实验十二　山茱萸多糖软胶囊的制备

一、实验目的

1. 掌握多糖提取工艺流程。

2. 了解浸取时间、浸取温度、粉碎粒度等因素对中药浸提效果的影响。

3. 掌握水提醇沉法提取多糖的原理和方法。

4. 掌握山茱萸多糖含量测定方法。

5. 掌握软胶囊的制备工艺。

二、实验指导

山茱萸是山茱萸科 Cornaceae 山茱萸属 *Cornus* 植物山茱萸的干燥成熟果肉，作为一种滋补类名贵药材，具有多种药理活性。山茱萸多糖是山茱萸化学成分的重要组成部分，具有较强的生物活性。山茱萸多糖 SZYP-2 由鼠李糖、阿拉伯糖、半乳糖和葡萄糖组成，山茱萸多糖 PFCAIII 由鼠李糖、阿拉伯糖和葡萄糖以 α- 糖苷键组成。山茱萸多糖可溶于热水或者碱溶液，难溶于冷水，不溶于正丁醇、丙酮、乙醇、醋酸乙酯、乙醚等有机溶剂。当 pH 小于 5 时，多糖会发生降解；当 pH 小于 3 时，有 20% 左右的多糖降解；当温度大于 40℃时，分解速度加快；可与硫酸蒽酮、硫酸苯酚反应呈阳性；此外，可与部分无机离子、有机离子络合，产生沉淀。因此，可采用水提醇沉法提取山茱萸多糖。

三、实验仪器与药品

仪器设备：电子天平、超纯水制备仪、粉碎机、电热恒温水浴锅、高速冷冻离心机（Backman 公司）、软胶囊机、高速匀浆机。

实验材料：山茱萸；聚乙二醇（PEG-400）；聚甘油酯；蜂蜡；维生素 E；蒸馏水等。

四、实验内容

【处方】山茱萸粗粉 50 g　聚乙二醇（PEG-400）100 g　聚甘油酯 60 g　蜂蜡 10 g　维生素 E　2 g

【制法】

1. 山茱萸多糖的提取　取于 60℃烘干、粉碎的山茱萸粗粉 50 g，加入 150 mL 无水乙醇浸泡 24 h 后，干燥。加 4 倍体积的超纯水于 80℃提取 3 次，每次提取 3 h，合并 3

次提取液。对提取液离心、过滤，除去微尘、粗纤维、胶质等大分子物质后，再经过超滤。对超滤的截流液用 Sevage 法除蛋白质，并用 3 倍量体积无水乙醇进行醇沉，得到山茱萸多糖。

2. 山茱萸多糖的含量测定　准确称取 105 ℃烘干至恒重的葡萄糖 50 mg 于 500 mL 容量瓶中配成 0.1 mg/mL 的标准溶液，用蒸馏水分别配成 0、0.02、0.04、0.06、0.08、0.1 mg/mL。1 mL 标准液分别加入 5% 苯酚溶液 1mL，并迅速加入浓硫酸 5 mL，静置 10 min。摇匀，30℃放置 30 min 后于 490 nm 测定 OD 值，以葡萄糖含量为横坐标，OD 值为纵坐标，制作得到标准曲线。

同上，将上述制得的干燥至恒重的粗多糖精确称取 5 mg，加水溶解过滤并定容于 100 mL 容量瓶中摇匀，如上操作，测其吸收度“A”，代入上述标准曲线中得出其对应浓度，由公式 $m=CV$ 计算多糖含量。

3. 山茱萸多糖软胶囊的制备

（1）山茱萸多糖软胶囊内容物的制备　山茱萸多糖软胶囊内容物以聚乙二醇（PEG-400）为分散剂，食用植物油为吸附剂，聚甘油酯为乳化剂，蜂蜡为助悬剂，维生素 E 为增强剂，使得山茱萸多糖均匀地分布在基质内部，保证制剂的均一性和稳定性。按处方量取大豆色拉油、橄榄油，搅拌混合均匀，加热到 100℃，依次加入聚乙二醇、聚甘油酯和蜂蜡，搅拌使得充分融化；按处方量加入维生素 E 和山茱萸多糖，边加边搅拌，使混合均匀；将混合后的物料继续搅拌 60 min 后，用胶体磨研磨，过 100 目筛网。

（2）胶囊壳的制备　软胶囊素皮的配制按照明胶∶甘油∶聚乙二醇∶水∶二氧化钛 = 75∶40∶5∶100∶1.5，以明胶和水为基础，分别加入不同比例的甘油、PEG-600、二氧化钛。加水为明胶质量的 1.5 倍，溶胀，70℃恒温减压脱气，至明胶溶液无气泡，将明胶溶液手工平铺在光滑的玻璃板上，待不黏手后轻轻揭下，25℃室温下保存待用。

（3）压制法制备山茱萸多糖软胶囊　按照软胶囊压制、定型清洗和干燥工艺条件，将山茱萸多糖内容物压制成山茱萸多糖软胶囊。进料口温度为 50℃，出料口温度为 30℃，转篮干燥时间为 24 h。

（4）山茱萸多糖软胶囊内容物的评价　通过观察山茱萸多糖软胶囊内容物处方的均匀性、流动性、沉降体积比，对内容物处方进行评价。室温下，将山茱萸多糖混悬在内容物处方中，观察药物的分散性，有无气泡或结块，测定其均匀度；室温下，将山茱萸多糖软胶囊内容物置于玻璃棒上（与水平面呈 45°），观察药液的流动性。根据《中国药典》二部（2015 版）规定，口服混悬剂应检查沉降体积比，沉降体积比不低于 0.90。用具塞量筒量取 5 份相同体积的山茱萸多糖软胶囊内容物 50 mL，密塞，用力振摇 1 min，记下混悬物的开始高度 H_0，分别静置 3、5、7、9、11 h，记下混悬物的最终高 H_1，按照 $F = H_1/H_0$ 计算沉降体积比。

【功能主治】增强免疫力和缓解体力疲劳。

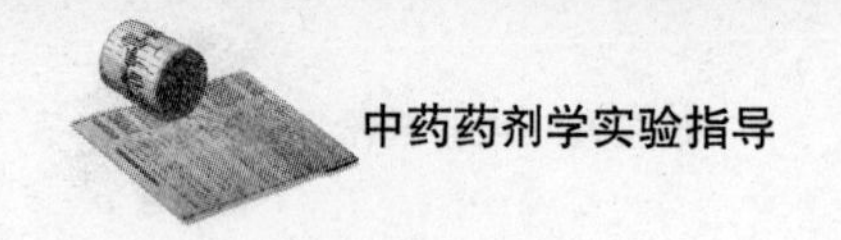

【用法用量】每日 2 次，每次 2 粒。

五、思考题

1. 山茱萸多糖提取过程中的注意事项有哪些？
2. 山茱萸多糖含量测定的注意事项有哪些？
3. 含量测定时苯酚蒸馏的目的是什么？
4. 山茱萸多糖软胶囊制备的注意事项有哪些？

实验十三　调脂护肝茶剂的制备

一、实验目的

1. 掌握一般茶剂的制备方法及其操作要点。

2. 熟悉调脂护肝茶剂的制备工艺和常规质量检查方法。

二、实验指导

1. 含义　茶剂是指药材或药材提取物与茶叶或其他辅料混合制成的内服制剂。

2. 分类　块状茶剂（不含糖和含糖）；袋装茶剂；煎煮茶剂。

3. 原理　茶中含有的芳香族化合物可以溶解脂肪，化浊去腻，可防止脂肪积滞体内。而维生素B1、C和咖啡因，都可以促进胃液分泌，并有助消化和消脂作用。调脂护肝茶通过功能学和毒理学实验证明，可促进脂肪代谢与分解，维持正常的生理机能，克服了其他降血脂药物降低人体肝脏机能，而诱发其他疾病的缺点。茶中的茶多酚具有提高新陈代谢、抗氧化、清除自由基等作用，可以由许多三酸甘油酯解脂酶及作用活化蛋白质激酶，减少脂肪细胞堆积，因此达到降脂的效果。

三、仪器与试剂

粉碎机、标准药筛、回流装置、连续回流装置、干燥器、95%乙醇、蒸馏水等。

四、实验内容

【处方】丹参12 g　葛根10 g　决明子15 g　山楂18 g　薏米20 g　菊花15 g　北五味子2 g　商南绿茶6 g

【制法】

1. 提取　将丹参、山楂、薏米3种药材置于多功能提取器中，用水提取3次，合并提取液，浓缩、过滤，再浓缩得稠浸膏Ⅰ；将葛根、决明子两种药材置于索氏提取器中，用95%乙醇连续回流提取3次，合并提取液，浓缩、过滤，再浓缩得稠浸膏Ⅱ。

2. 干燥与粉碎　将不同方法提取的稠浸膏Ⅰ和Ⅱ充分混匀，置于干燥器中，70℃烘干成干浸膏；再将干浸膏粉碎，过60目标准药筛，得干浸膏粉备用。

3. 制成半生药型袋泡茶　将菊花、北五味子、商南绿茶用多功能粉碎磨粉碎成粉末，过筛（40目），与上述所得的干浸膏粉混匀，再经干燥、灭菌后分装入滤袋中即得调脂护肝

茶。每袋重 6 g，相当于 10 g 生药原粉，制成的茶剂内容物为棕褐色粉末，气味芳香，味苦

【功能主治】具有降脂保肝作用，治疗高脂血症合并脂肪肝

【用法用量】冲服，一次 1 袋，一日 1 次，15 日为一疗程。

【注意事项】

1. 调脂护肝茶外观应干燥、疏松、混合均匀、色泽一致，且装量差异限度、水分及微生物限度应符合规定。

2. 细度要求　对于不同的药物可采用不同的粉碎方法，且根据临床需要及药物性质不同，粉末细度应有所区别。

3. 制备要点　混合操作是制备茶剂的关键。目前常用的混合方法有研磨混合法、搅拌混合法和过筛混合法。

4. 特点　本茶剂为纯中药制剂，药理实验及临床观察未发现毒副反应，不仅有降脂作用，还可改善肝功能、保护肝脏，服用安全方便，价格低廉，疗效确切，值得临床推广应用并研制开发。

五、质量检查

1. 茶剂应洁净、色泽均匀，气味纯正，药材细度在一定范围内。

2. 水分不得超过 10%（《中国药典》2015 年版一部附录Ⅸ H 烘干法）。

3. 水溶性浸出物不得少于 32%（《中国药典》2015 年版一部附录Ⅹ A 热浸法）。

4. 装量差异不得超过 ±10%。

六、思考题

1. 茶剂制备的原则是什么？

2. 调脂护肝茶应如何制备？制备过程中应注意什么问题？

实验十四　降压稳贴片的制备

一、实验目的

1. 掌握中药透皮吸收剂的制备方法和操作要点。

2. 熟悉降压稳贴片的制备工艺。

二、实验指导

1. 含义　贴剂是指可贴于皮肤上，药物经皮肤吸收产生全身作用或局部治疗作用的薄片状制剂。

2. 透皮贴剂特点　无肝脏首过效应，不受胃排空速率等影响，生物利用度高；使用方便，无疼痛，可随时撤除或中断治疗；给药剂量准确，吸收面积固定，血药浓度稳定；无松香等增黏剂，对皮肤刺激性小；延长作用时间，减少用药次数。

3. 基质　透皮吸收制剂是一种新型的控制释放给药系统，具有使用方便、无胃肠道刺激和肝脏首过效应、血药浓度平稳等特点，深受患者的欢迎。国外已有硝酸甘油贴片、尼古丁贴片等多种产品上市，我国也有东莨菪碱贴片、雌二醇贴片和尼卡地平贴片等。透皮吸收制剂一般都有背衬膜、含药基质、胶黏剂和保护膜等数层结构。按其结构可分为贮库型和骨架型两大类，贮库型透皮吸收制剂是指药物被控释膜或其他控释材料包裹成贮库，由控释膜或控释材料的性质来控制药物的释放速度；骨架型透皮吸收制剂是指药物分散在聚合物骨架中，由骨架的组成成分来控制药物的释放。按基质大致分为贴片和巴布剂两大类，贴片常用压敏胶基质，而巴布剂则常用水溶性高分子材料作为载药基质。降压稳贴片常用压敏胶基质。

4. 原理　降压稳贴片在皮肤表面给药，使药物以恒定速度通过皮肤各层进入体循环产生全身或局部治疗作用。

三、实验仪器及材料

玻璃板、玻璃支撑架、刮刀、水平仪、游标卡尺、黏度计、搅拌器、三力测量仪、透皮扩散槽、防粘层、背衬、压敏胶、药物、促渗剂、多功能粉碎机、渗漉装置、75% 乙醇、压敏胶、乙酸乙酯、氮酮等。

四、实验内容

【处方】天麻、钩藤、吴茱萸、川芎、菊花、白蒺藜、菖蒲、磁石各 10 g

【方法】

1. 制法　处方中所有药物用多功能粉碎机混合粉碎成粗粉，用75%乙醇均匀湿润，密闭15 min后装渗漉筒中，排气，加75%乙醇浸渍48 h，按《中国药典》2015年版附录Ⅰ O流浸膏剂与浸膏剂项下的渗漉法以每分钟1～3 mL流速缓缓渗漉，收集渗漉液，回收乙醇，浓缩至相对密度为1.4（50℃）的稠浸膏，稠浸膏加压敏胶、乙酸乙酯、氮酮，制成涂膏液，涂于弹力布上，回收乙酸乙酯，盖衬，分切为规格每张5 cm×5 cm即得。

2. 取穴　血压病1级取神阙、涌泉；高血压病2～3级加内关、曲池、合谷、足三里、三阴交等穴。

3. 操作　贴前穴位用碘伏进行局部消毒，待干后将降压稳贴片平整贴至选穴，隔日更换1次，4周为一疗程，1个疗程后评定疗效。

【功能主治】息风止痉、祛风通络。用于高血压、冠心病等。

【用法用量】穴位贴，一日1次，10日为一疗程。

【注意事项】制备降压稳贴片所用压敏胶为丙烯酸聚合物，具有一定的黏性，对皮肤无刺激，释药迅速，质量易控，携带使用方便，且该贴片作用时间长，减少用药次数，避免口服给药发生的肝脏首过作用及胃肠灭活，减少个体差异，提高药物疗效。总之，作为一种简便、有效的外治方法，穴位透皮贴剂如果能做有效地激发经络调节作用以及先进的透皮给药手段，其降低血压、保护靶器官、防治并发症的疗效一定能达到最佳。

五、质量要求

1. 性状　外形完整光滑，硬度适宜，无变形及霉变等。

2. 检查

（1）重量差异：取片剂10片，照《中国药典》2015年版（一部）附录Ⅰ W重量差异检查法检查，应符合规定。

（2）融变时限：取供试品3片，在室温下放置1 h后，照《中国药典》2010年版（一部）附录Ⅻ B融变时限检查法的装置和方法检查，除另有规定外，均应在30 min内全部融化、软化或触压时无硬心。如有1片不合格，应另取3片复试，均应符合规定。

（3）微生物限度检查；照《中国药典》2015年版（一部）附录Ⅶ C微生物限度检查法检查，应符合规定。

六、思考题

1. 什么是经皮给药系统？其具有哪些优点？

2. 降压稳贴片的制备工艺是什么？

实验十五　桃红四物祛斑系列制剂的制备

一、实验目的

1. 掌握实验室制备系列制剂的方法和操作注意事项。
2. 熟悉常用制剂辅料的性质和特点。

二、实验指导

桃红四物汤又叫“加味四物汤”，出自《医宗金鉴·妇科心法要诀》，即四物汤加桃仁、红花。桃红四物汤的功效是专治血虚、血瘀导致的月经过多，尤其对美容养颜有特别的功效。桃红四物汤以祛瘀为核心，辅以养血、行气。方中以强劲的破血之品桃仁、红花为主，力主活血化瘀；以甘温之熟地、当归滋阴补肝、养血调经；芍药养血和营，以增补血之力；川芎活血行气、调畅气血，以助活血之功。全方配伍得当，使瘀血祛、新血生、气机畅，化瘀生新是本方的显著特点。

桃红四物系列制剂处方有桃红四物祛斑美容口服液、桃红四物祛斑大蜜丸、桃红四物祛斑分散片和桃红四物祛斑面膜。该制剂组方简单、疗效确切，学习桃红四物系列制剂及饮片处理方式、制备工艺与质量控制标准等内容，便于学生进行总结、比较、分析，为进一步提高各制剂制备工艺与质量控制水平提供综合训练。

三、实验设备器皿、药品与材料

设备器皿：天平、烧杯、量杯、玻棒、玻璃板、恒温水浴、烘箱、尼龙筛、剪刀、硫酸纸或塑料袋、桑皮纸等。

药品与材料：公丁香酊、冰片、达克罗宁、核黄素、氢化可的松、羧甲基纤维素钠、淀粉、聚山梨酯-80、甘油、蒸馏水、甜叶菊糖苷

四、实验内容与操作

（一）桃红四物祛斑美容口服液

【处方】熟地 15 g　桃仁 9 g　当归 15 g　红花 6 g　白芍 10 g　川芎 8 g
山梨酸、医用甘油、壳聚糖、甜蜜素适量

【制法】

1. 提取　按以上处方称取以上 6 味主药材，煎煮 2 次，第一次加 8 倍量水煎煮 40 min，第二次加 6 倍量水煎煮 30 min，分别用双层纱布过滤。合并滤液，置减压浓缩装置中进行减压浓缩，浓缩至约 2 g/mL，观察浓缩液不能有挂壁现象，倒出烧瓶即可。

（1）壳聚糖澄清剂的配制

根据实验所需浓度称取壳聚糖，用 1% 的醋酸液适当，加热磁力搅拌充分溶解后静置 24 h 备用。

（2）壳聚糖澄清剂用量考察

取浓缩液 72 mL，分装于 6 支试管中，加入配制好的壳聚糖澄清剂为浓缩液的 2/3，壳聚糖澄清剂浓度分别 0.2、0.4、0.6、0.8、1.0、1.2（g/L），缓缓振摇 10 min，静置 24 h（同时观察并记录絮状沉淀产生、沉降情况），用定量滤纸过滤，观察滤液的澄清度，效果最好时的壳聚糖用量为最适用量。

（3）取浓缩液 100 mL 于 60℃时搅拌加入已配的壳聚糖澄清剂（此时的用量为前一步骤所得最适用量），继续缓慢搅拌 10 min，静置 24 h，抽滤。

2. 增溶　加入 1% 医用甘油增溶。因甘油味甜、无异味、无刺激性，并且可提高口服液澄明度。

矫味剂的选择：常选用单糖浆、蜂蜜。为适于糖尿病人和肥胖症等类型病人服用，可用适量甜蜜素矫味，其用量为 0.2% ～ 0.3%。

防腐剂的使用：山梨酸对中药液体防腐能力较强，而且对中药液体保鲜作用也很好，常用浓度为 0.15% ～ 0.2%。

3. 灌封与灭菌　灌封：灌封好的口服液成品，整齐码放在口服液铝盘内，用流通蒸汽法灭菌（100℃、30 min），不能加压或延长时间，否则会出现沉淀。

4. 质量评价

（1）外观检查红棕色或棕黄色澄明液，不得有焦屑等异物，久置后可有微量轻摇易散的沉淀。

（2）装量差异：每支口服液瓶内装 10 mL ± 0.4 mL。

（3）酸碱度检查：用山梨酸防腐时，pH 值在 4.5 ～ 5.0。

（4）相对密度：1.05 ± 0.02 g/mL。

【功能主治】清热通瘀，调理月经，美容养颜，淡斑祛痘，润肠通便。

【用法用量】口服，一次 10 mL，一日 3 次。

【注意事项】

1. 煎煮过程要不断搅拌且温度不宜过高，保持微沸即可，否则会导致糊锅以致影响疗效和口感。

2. 壳聚糖澄清剂用量考察时要采用 6 组及以上平行操作，以便于观察、判断澄清效果。

3. 对所得药液 PH 进行准确测定，符合口服液的标准。

（二）桃红四物祛斑大蜜丸

【处方】熟地 30 g　桃仁 18 g　当归 30 g　红花 12 g　白芍 20 g　川芎 16 g　炼蜜 60 g　蔗糖 60 g

【制法】

1. 以上 6 味药（前 6 味），烘干，粉碎成细粉，过七号筛，混匀。

2. 另取蔗糖 150 g，加水 30 mL 与炼蜜 60 g，混合，炼至相对密度为 1.38（70℃）时，滤过，与上述细粉混匀，制丸块，搓丸条，制丸粒，即得。每丸重 9 g。

【功能主治】清热通瘀，调理月经，美容养颜，淡斑祛痘，润肠通便。

【用法用量】口服，一次 1 ～ 2 丸，一日 1 ～ 3 次。

【注意事项】

1. 供制丸用的药粉应为细粉或极细粉。

2. 应根据处方药物的性质将蜂蜜炼制到一定标准。

3. 和药时注意药粉与炼蜜用量比例与蜜温。

4. 圆整均匀，色泽一致，蜜丸应细腻滋润，软硬适中。

（三）桃红四物祛斑分散片

【处方】桃红四物干浸膏粉 5 g　硫酸钙 2 g　羧甲基淀粉钠 0.5 g　甘露醇 2 g　微粉硅胶 0.2 g　可压性淀粉 5 g　硬脂酸镁 0.02 g　10% 淀粉浆适量

【制法】

1. 取处方量桃红四物干浸膏粉与甘露醇共研磨。

2. 取研磨好的桃红四物干浸膏粉与硫酸钙、羧甲基淀粉钠、微粉硅胶、可压性淀粉混合均匀。

3. 用胶头滴管加入 10% 淀粉浆，边加边搅拌，至轻握成团，轻压即散。

4. 过 12 目筛制粒，于 60℃条件下干燥 15 min 后，再用 12 目筛整粒。

5. 将处方量的硬脂酸镁与整粒的颗粒混合均匀，再用单冲压片机压片，使每片重 0.25 g

【注意事项】

1. 桃红四物干浸膏粉片在润湿状态较易分解变色，尤其与金属接触时，因此制备时应避免与金属接触，缩短制粒时间。

2. 加黏合剂时待出现颗粒时必须缓慢加入，以免使黏合剂超量。

3. 干燥时间应充分，以免发生黏冲现象。

4. 硬脂酸镁应在整粒后加入，且称量准确。

5. 转动压片机时要匀力匀速，不能随意回转机器。

片剂质量检查：

1. 外观　分散片应完整光洁，色泽均匀。

2. 重量差异　取分散片 20 片，精密称定总重量，求得平均片重后，再分别精密称定每片的重量。每片重量与平均片重相比较（凡无标示片重的片剂，每片重量应与平均片重相比较），按照《中国药典》规定（平均片重在 0.30 g 以下，重量差异限度为 ±7.5%；平均片重在 0.30 g 或 0.30 g 以上，重量差异限度为 ±5.0%），超出重量差异限度的不得多于 2 片，并不得有 1 片超出限度 1 倍。

3. 崩解时限　取分散片 6 片，分别置于吊篮的玻璃管中，每管各加 1 片，加挡板，启动崩解仪（往返频率为每分钟 30 ~ 32 次，水温为 37℃ ±1℃恒温水）进行检查，各片均应在 5 min 内崩解，如有 1 片不能完全崩解应另取 6 片复试，均应符合规定。

4. 硬度及脆碎度　取 1 片分散片置于片剂四用仪的两个压板之间，沿片剂直径方向徐徐加压，直到破碎，测定使破碎之力，分散片硬度应在 2 ~ 3 kg 之间。

取 20 片分散片，用吹风机吹去粉末，精密称重 W_1，置片剂四用仪的脆碎度检查圆筒内转 4 min（25 r/min），取出再次吹去粉末，精密称重 W_2。减失重量 $=[(W_1-W_2)/W_1]\times 100\%$，结果应在 1% 以内。

（四）桃红四物祛斑面膜

【处方】桃红四物干浸膏 20 g　聚乙烯醇 10 g　羧甲基纤维素钠 4 g　明胶 4 g　甘油 1 mL　聚山梨酯 -80 6 滴　蒸馏水 200 mL　液体石蜡适量

【制法】

1. 取聚乙烯醇加入 85% 乙醇浸泡过夜，滤过，沥干。重复处理一次，倾出乙醇，将聚乙烯醇于 60℃烘干，备用；

2. 称取聚乙烯醇 10 g 置三角瓶中，加蒸馏水 80 mL，在 90℃水浴上加热，使之溶化成胶液，补足水分，滤过，备用；

3. 称取羧甲基纤维素钠和明胶各 4 g，置于三角瓶中，加蒸馏水 100 mL，在 90℃水浴上加热并不断搅拌，使之溶化成胶液，滤过，备用。

4. 取聚乙烯醇溶液 20 mL 于蒸发皿中，加入羧甲基纤维素钠和明胶的混合胶液 20 mL，加甘油 1 mL，聚山梨酯 -80 5 滴，混匀，静置脱气泡。

5. 取桃红四物汤浓缩液 20 g 加于上述溶液中，搅匀，即得，可供涂膜用。

6. 取玻璃板（5 cm × 20 cm）5 块，洗净，干燥。用 75% 乙醇揩擦消毒，再涂擦少许石蜡，用吸管吸取上述药液 10 mL，滴注于玻璃板上。摊匀，水平晾至半干，于 60℃烘干，小心揭下药膜，用紫外线灭菌 20 min，装于塑料袋中，即得。

【功能主治】祛斑生肌，用于治疗颜面色斑。

【用法用量】取适量均匀涂抹于面部。

【注意事项】

1. 涂膜应均匀，避免有的地方厚，有的地方薄，或出现空洞。

2. 用量应适宜，避免药膜太脆或太软。

膜剂质量检查：

1. 外观　面膜应完整光洁，厚度一致，呈均匀膏体状，色泽一致，呈深褐色，无明显气泡。

2. 重量差异　面膜的重量差异限度应符合下表（表 15-1）规定：

表 15–1

膜剂的平均重量	重量差异限度
0.02 g 及 0.02 g 以下	± 15%
0.02 g 以上至 0.20 g	± 10%
0.20 g 以上	± 7.5%

3. 溶化时限　取面膜 2 片分别用两层筛孔内径为 2 mm 的不锈钢夹住，按片剂崩解时限项下方法测定，应在 15 min 内全部溶化，并通过筛网。

4. 微生物限度　每 10 cm^2 不得检出金黄色葡萄球菌、铜绿假单胞菌、大肠埃希菌、活螨。

五、思考题

1. 本处方中的甘油起什么作用？此外，膜剂中还可使用哪些辅料？它们各起什么作用？

2. 膜剂制备时，如何防止气泡的产生？

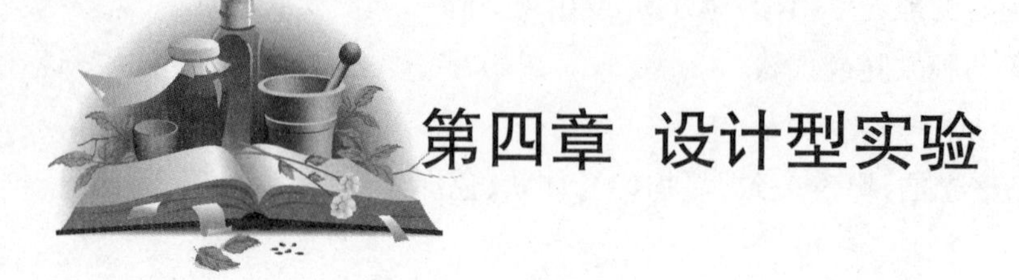

第四章 设计型实验

实验十六 包合物的制备与验证

一、实验目的

1. 掌握饱和水溶液法制备包合物的工艺和包合物形成的验证方法。
2. 熟悉 β- 环糊精的性质及包合物的其他制备方法。
3. 了解 β- 环糊精包合物的应用。

二、实验指导

薄荷是一种广泛用于医药和烹调的草药。薄荷油是一种从新鲜的薄荷茎叶中用水蒸气蒸馏出来挥发油后，再经过冷冻和除去部分薄荷脑之后所得到的油。薄荷叶中含有大约 0.1% ～ 1.0% 的挥发油，其最主要的组分是薄荷脑。

《中国药典》规定薄荷油应符合下列标准：含酯量，按醋酸薄荷酯计算，不得少于 2.0%（w/w）和不得大于 6.5%（w/w）；总醇量，按薄荷脑计算，不得少于 50%。

薄荷油是一种祛风药、芳香剂和调味料。用于皮肤黏膜能产生清凉的感觉，可以减轻不适和疼痛感。薄荷油通常在西方国家用于治疗各种消化不适，可以缓解消化道痉挛。薄荷油可以制成各种剂型，例如肠衣制剂、口含片、芳香水剂、软膏和微囊。含有挥发性物质的固体应该有适当的保护措施以免由于受热和长期储存遭受损失。环糊精包合物技术可以用于固化挥发性物质。

环糊精（cyclodextrin，CYD）是一种新型的水溶性包合材料，是淀粉经酶解得到的一种产物。这些分子中有 6 ～ 13 个葡萄糖分子以 α-1,4 糖苷键连接而成的环筒状结构的低聚糖化合物，其分子结构中具有一定大小的空穴，有环筒内疏水、环筒外亲水的特性。环糊精包合物是指借助分子间的作用力（包括静电引力、氢键、偶极子间引力等），药

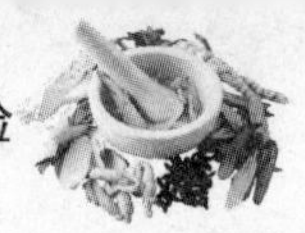

物分子包含或嵌入环糊精的筒状结构内形成的超微粒分散物。形成的包合物服用后在体内经渗透、扩散、竞争性置换等作用释放出药物分子而发挥药效。β-环糊精由于其分子的空间结构和便宜的价格在药学有重要的实际意义。在包合物中的难溶性疏水分子的溶解度可以提高。因此，其溶出速度也能提高。环糊精包合能将一种液体物质转变成一种固体复合物并且固定芳香物质和挥发性物质。

环糊精包合物制备方法很多，有饱和水溶液法、研磨法、喷雾干燥法、冷冻干燥法等，可根据环糊精和药物的性质，结合实际生产条件加以选用。

药物制成包合物后可增加药物的稳定性，增加难溶性药物的溶解度与溶出速度，提高药物的生物利用度，掩盖药物的不良嗅味，降低药物的刺激性，还可使液体药物粉末化以便制剂，有些包合物还可作为缓释和靶向制剂的药物载体。

三、实验仪器与材料

设备器皿：显微镜、恒温水浴、超声仪、滤器、干燥器、层析槽、荧光灯等。

药品与材料：薄荷油、β-环糊精、35%异丙醇、无水乙醇、乙醚、$FeCl_3$溶液、硅胶G、羧甲基纤维素钠、含15%石油醚的乙酸乙酯、10 g/L香草醛硫酸液、蒸馏水等。

四、实验内容

【处方】β-环糊精4 g　薄荷油1 mL　蒸馏水50 mL

【制法】称取β-环糊精4 g，置100 mL带塞锥形瓶中，加入蒸馏水50 mL，加热溶解，降温至50℃，精密滴加薄荷油1 mL，恒温搅拌2.5 h。冷藏24 h，待沉淀完全后过滤。用无水乙醇5 mL分3次洗涤沉淀3次，至沉淀表面近无油渍，将包合物置干燥器中干燥，即得。

【注意事项】

1. 本品为白色干燥粉末，无明显的薄荷油气味。

2. 本品采用饱和水溶液法制备包合物，β-环糊精的溶解度在25℃时为1.79%，在45℃时可增加至3.1%。

3. 在制备过程中，应控制好温度。包合完成后降低温度，使其从水中析出沉淀。包合率取决于环糊精的配比量及包合时间等，所制备时应按实验要求进行操作。

五、质量检查

1. 性状　包合物为白色干燥粉末，无明显的薄荷油气味。

2. 检查

（1）薄层色谱分析：取薄荷油β-环糊精包合物0.5 g，加入95%乙醇2 mL，振摇后滤过，滤液为样品a；另取薄荷油2滴，加入95%乙醇2 mL混合溶解，得样品b。分别吸取样品 a、b 液各约 10 μL，点于同一硅胶 G 薄层板上，以石油醚：乙酸乙酯（85：15）为展开剂上行展开。取出晾干后喷以 1% 香草醛硫酸液，105℃烘至斑点清晰。样品 a 中未显现出薄荷油中相应的斑点。

（2）差示热分析：薄荷油为样品 a, β- 环糊精为样品 b，包合物为样品 c，薄荷油与 β- 环糊精的混合物（按包合物中的比例称取后混合）为样品 d。将上述 4 个样品进行差示热分析，

a-Al_2O_3 为参比物，量程为 ±100 μV, 升温速度为 8℃ /min。比较各样品差热图中的相变温度。

3. 包合率的测定　取包合物 3 g，置 250 mL 圆底烧瓶中加水 150 mL，用挥发油提取器提取挥发油，测 β-CD 的包合率（参见《中国药典》附录之挥发油测定法）。按下列公式计算包合率。

$$（1）包合物的收得率=\frac{包合物重量（g）}{β\text{-}环糊精量（g）+药物量（g）}\times 100\% \quad （16\text{-}1）$$

$$（2）油的利用率=\frac{包合物中实际含油量（g）}{实验投油量（g）}\times 100\% \quad （16\text{-}2）$$

$$（3）包合物含药率=\frac{包合物中药物（油）的量（g）}{包合物重（g）}\times 100\% \quad （16\text{-}3）$$

六、思考题

1. 制备包合物的关键是什么？
2. 本实验为什么选用 β- 环糊精为主分子？它有什么特点？
3. 除饱和水溶液法外，制备包合物的方法还有哪些？
4. 试举例说明包合物在药物制剂中的应用。

实验十七　微丸、微囊的制备

一、实验目的

1. 掌握微丸制备的几种常用方法、操作要点、设备调试及保养

2. 掌握复凝聚法制备微型胶囊的工艺及影响微囊形成的因素。

3. 通过实验进一步理解复凝聚法制备微型胶囊的原理。

二、基本指导

微丸是指药物和辅料组成的直径小于 2.5 mm 的圆球状实体，通常由丸芯和外包裹的薄膜衣组成，丸芯粒径很小，一般为 80 ～ 200 μm，外观很圆，微丸粒径一般为 500 ～ 1 000 μm。用于丸芯的辅料主要有稀释剂和黏合剂，用于薄膜衣的辅料有成膜材料、增塑剂，有时根据需要加入一定量的致孔剂、润滑剂和表面活性剂等，还可根据不同需要通过包衣层厚度或分组包衣，制成快速、慢速或控制释放药物的微丸，一般填充于硬胶囊中，或装袋后服用。它的特点是以每个小丸为一个释放单元，个别单元不规则的释药对一个剂量的释药行为影响不大。通过调整膜衣厚度和膜衣处方或分组膜衣处方，可很好控制单个剂量的释药行为，降低产生突释的可能性。

微丸的制备方法有包衣锅法、离心层积法、球晶造粒法、乳化法、挤出滚圆法、沸腾床制粒包衣、振荡滴制法等。前四种方法需用丸芯。

本次实验介绍挤出滚圆法、包衣锅法和离心层积法 3 种方法和相关设备的使用。

挤出滚圆法：将药物、辅料粉末加黏合剂混合均匀，通过挤出机将其挤成圆条状，再于滚圆机中将圆柱形物料切割滚制成大小均匀规整的球形。用此法所得颗粒大小均匀、粒度分布窄、药物含量均匀。所需装置主要有挤出机和滚圆机。此法产量非常有限，挤出机将物料挤成圆条状是限速环节。

离心层积法：将核芯（母核）置旋转盘上，打开空气泵，调节喷雾装置，启动旋转盘并将黏合剂溶液喷洒在丸核上，随后加药物或赋形剂粉末，潮湿的丸核在液体毛细管作用下，将粉末粒子黏附在表面，形成细粉层，随着黏合液的不断喷入，更多的粉末黏附在丸核上，直至制得适宜大小的微丸。在离心层积法制备微丸的过程中，微丸经鼓风机风力作用向上抛离心翻转，并产生麻花样特殊的运行轨迹，形成具有较好圆整度的微丸。对离心层积造粒法来说，供粉与供黏合剂速度要达到平衡态，这个平衡态调整最终会影响微丸形成速度和质量，故应重点考察这一环节。离心层积法制备的微丸具有以下特点：

（1）由于有核芯的存在，微丸粒径分布范围窄。

（2）药物黏附于外层，表面积较大，生物利用度高。

（3）微丸具有适宜的机械强度，制备膜控缓释制剂时无骨架效应。

（4）由于药物扩散时距离较短，可达到膜控零级释放。

包衣锅法：将药（100 目）按处方量混合均匀，加入一定量的黏合剂混均，根据微丸粒径的要求，制备颗粒，一般可选用 20 ～ 40 目筛制湿颗粒，将湿颗粒随即转移至糖衣锅中转动，再根据湿颗粒表面湿润程度适当喷洒黏合剂或混合药粉，转动一定时间即可出锅，干燥后筛分出不同粒径微丸备用。要点为：

（1）选用黏合剂种类和使用量的原则是让湿颗粒具有一定的可塑性，这是成丸的基础，选择不当则会黏成大团块或分散成粉状。

（2）根据药物的不同性质筛选黏合剂及用量。

（3）适当加入滑石粉能起到断开条粒的作用，又能增加湿颗粒的可塑性。可压性淀粉不仅可起到核芯作用，而且可聚结成丸。

（4）黏合剂中，聚乙烯吡咯琳酮（PVP）具有很好的增塑性，用适当的乙醇（浓度 50% ～ 95%）配成一定浓度的溶液制粒，对微丸的制备有较好的效果。

（5）制粒筛目的大小决定微丸粒径大小，可根据需要选用。处理得当，成丸的收率较高，一般为 60% ～ 90%。

微型胶囊（简称微囊）系利用天然、半合成高分子材料（通称囊材）将固体或液体药物（通称囊心物）包裹而成的微小胶囊。它的直径一般为 5 ～ 400 μm。

微囊的制备方法很多，可分为物理化学法、化学法以及物理机械法。可按囊心物、囊材的性质、设备和微囊的大小等选用适宜的制备方法。在实验室中制备微囊常选用物理化学法中的凝聚法。凝聚法又分为单凝聚法和复凝聚法。后者常用明胶、阿拉伯胶为囊材。制备微囊的机理如下：明胶为蛋白质，在水溶液中，分子链上含有—NH_2 和—COOH 及其相应解离基团—NH_3^+ 与—COO^-，但含有—NH_3^+ 与—COO^- 离子多少，受介质 pH 值的影响，当 pH 值低于明胶的等电点时，—NH_3^+ 数目多于—COO^-，溶液荷正电；当溶液 pH 高于明胶等电时，—COO^- 数目多于—NH_3^+，溶液荷负电。明胶溶液在 pH4.0 左右时，其正电荷最多。阿拉伯胶为多聚糖，在水溶液中，分子链上含有—COOH 和—COO^-，具有负电荷。因此在明胶与阿拉伯胶混合的水溶液中，调节 pH 约为 4.0 时，明胶和阿拉伯胶因荷电相反而中和形成复合物，其溶解度降低，自体系中凝聚成囊析出。再加入固化剂甲醛，甲醛与明胶产生胺醛缩合反应，明胶分子交联成网状结构，保持微囊的形状，成为不可逆的微囊。

三、仪器与药品

仪器设备：挤出滚圆机、离心层积造粒机、包衣锅、微晶纤维素丸核（26 ～ 32 目）、乳钵、烧杯、水浴锅、抽滤装置、显微镜、组织捣碎机、电动搅拌器、pH 计、烘箱等。

实验材料：黄连素、微晶纤维素细粉、乳糖、乙醇、羟丙基甲基纤维素、聚乙烯吡咯烷酮、淀粉、滑石粉胶、阿拉伯胶、液状石蜡、甲醛溶液、醋酸、氢氧化钠、硫酸钠、精密 pH 试纸、淀粉、蒸馏水等。

四、实验内容

（一）挤出滚圆法制备黄连素微丸

【处方】

黄连素 3.0 g　微晶纤维素 15 g　乳糖 12 g　25% 乙醇适量

【制法】

1. 按处方量称取黄连素 3.0 g、微晶纤维素 15 g 和乳糖 13 g 混合均匀后，加入 5% 乙醇适量，混匀。
2. 仪器调节：从控制面板上设置挤出速度和滚圆速度。
3. 将混合物料投入于加样漏斗，启动挤出机制成圆柱形物料。
4. 将所制得的圆柱形物料加入于滚筒中，启动滚圆机，制得球形微丸，放料。
5. 关闭机器。

【注意事项】

1. 5% 乙醇为黏合剂，用量多少直接关系微丸质量的好坏，若加入太多，滚圆时易黏连成大球，影响粒径均一度，若加入太少，会产生较多细粉。
2. 每次实验操作完毕之后记住要清理好仪器。

（二）粉末层积法制备微丸

【处方】

微晶纤维素混匀 500 g　黏合剂（水、羟丙基甲基纤维素、聚乙烯吡咯烷酮等溶液）适量

【制法】

用离心层积法制备微丸时，先将一定量粒径为 40 ～ 60 目核芯置主机旋转盘上，打开空气泵，调节喷雾装置，启动旋转盘并将黏合剂溶液喷洒在丸核上，使核芯表面润湿，再撒粉使粉末黏附在粒子表面，此过程逐渐进行，累积至粒径合适为止。

1. 将离心包衣造粒机的空气压缩机及其他电源接通，调整压力至 0.8 MPa 以上，调整主机转速 150 ～ 200 rpm，喷气压力 0. 5 MPa，喷气流量 10 L/min，鼓风流量 20×20 L/min，鼓风温度为室温，喷浆泵转速 15 ～ 25 rpm，供粉速度 15 ～ 25 rpm，调整各参数后，关闭各控制开关，调整挡板至合适位置。

2 以蒸馏水为黏合剂，置输液缸内，微晶纤维素细粉 500 g 置加料斗内，取 40 ～ 60 目空白丸核置主机旋转盘上，开启旋转盘，喷入黏合剂，启动供粉装置，开始层积制丸，待微晶纤维素细粉加完后，停止喷浆和供粉，主机继续转动 1 min，打开出料口，取出成品微丸，烘干，筛分。

【注意事项】

1. 因为离心包衣造粒机采用 380 V 电压供电，所以在使用仪器时务必注意用电安全。

2. 在每次正式开始操作之前，一定要认真检查各个阀门、开关和各部件，在确保机器正常运转后万可开始实验。

3. 空压机使用与保养

（1）首次使用应由专业人员调试，并在油箱中注入足够量的机油。在以后使用中应保持机油量足够达到指示量量标处，并每 5 000 h 更换一次机油。空压机的转动是有方向的，使用前一定要点动开关观察其旋转的方向性，一定要按机器上所指箭头方向旋转，如果反转，应将插头或插座三项火线中任意两线调换位置，或请专业电工处理。

（2）使用前应先关闭储气仓下边的排污阀，启动空压机，连接管路。

（3）使用完毕后将储气仓压力放至 0.2 个大气压以下，打开排污阀，将剩余气体和污水一并排净。

（三）包衣锅法制备微丸

【处方】淀粉 300 g　滑石粉 30 g　聚乙烯吡咯烷酮 5%　无水乙醇溶液 100 mL

【制法】按处方量称取淀粉、滑石粉初混后，过 80 目筛两次混匀，加入黏合剂，18 目筛制粒 2 次，置糖衣锅中滚动，视情况撒粉，成丸后出锅干燥、筛分即得。

（四）复凝聚法制备液体石蜡微囊

【处方】液体石蜡 6 mL　阿拉伯胶 5 g　明胶 5 g　37% 甲醛溶液 2.5 mL　10% 醋酸溶液适量　20%NaOH 溶液适量　蒸馏水适量

【制法】

1. 明胶溶液的配制　称取明胶 5 g，用蒸馏水适量浸泡溶胀后，加热溶解，加蒸馏水至 100 mL，搅匀，50℃保温备用。

2. 阿拉伯胶溶液的配制　取蒸馏水 80 mL 置小烧杯中，加阿拉伯胶粉末 5 g，加热至 80℃左右，轻轻搅拌使溶解，加蒸馏水至 100 mL。

3. 液体石蜡乳剂的制备　取液体石蜡 6 mL 与 5% 阿拉伯胶溶液 100 mL 置组织捣碎机中，乳化 10 秒钟，即得乳剂。

4. 乳剂镜检　取液体石蜡乳剂一滴，置载玻片上镜检，绘制乳剂形态图。

5. 混合　将液体石蜡乳转入 1 000 mL 烧杯中，置 50 ～ 55℃水浴上加 5% 明胶溶液

100 mL，轻轻搅拌使混合均匀。

6. 微囊的制备　在不断搅拌下，滴加 10% 醋酸溶液于混合液中，调节 pH 至 3.8 ～ 4.0（广泛试纸）。

7. 微囊的固化　在不断搅拌下，将约 30℃蒸馏水 400 mL 加至微囊液中，将含微囊液的烧杯自 50 ～ 55℃水浴中取下，不停搅拌，自然冷却，待温度为 32 ～ 35℃时，加入冰块，继续搅拌至温度为 10℃以下，加入 37% 甲醛溶液 2.5 mL（用蒸馏水稀释 1 倍），搅拌 15 min，再用 20%NaOH 溶液调其 pH 为 8 ～ 9，继续搅拌 20 min，观察至析出为止，静置待微囊沉降。

8. 镜检　显微镜下观察微囊的形态并绘制微囊形态图，记录微囊的大小（最大和最多粒径）。

9. 过滤（或甩干）　待微囊沉降完全，倾去上清液，过滤（或甩干），微囊用蒸馏水洗至无甲醛味，抽干，即得。

【注意事项】

1. 复凝聚法制备微囊，用 10% 醋酸溶液调节 pH 是操作关键。因此，调节 pH 时一定要把溶液搅拌均匀，使整个溶液的 pH 为 3.8 ～ 4.0。

2. 制备微囊的过程中，始终伴随搅拌，但搅拌速度以产生泡沫最少为度，必要时加入几滴戊醇或辛醇消泡，可提高收率。

3. 固化前勿停止搅拌，以免微囊粘连团。

五、思考题

1. 影响微丸质量的关键因素是什么？

2. 影响复凝聚法制备微囊的关键因素是什么？

3. 在操作时应如何控制以使微囊形状好，收率高？

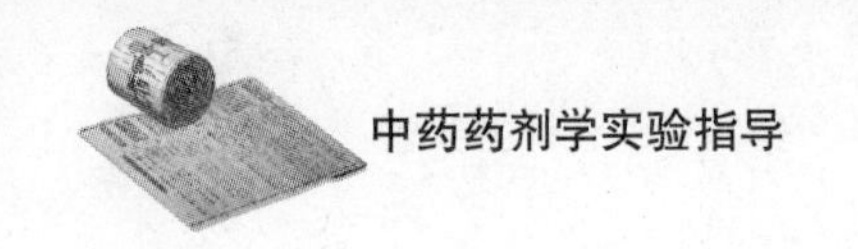

实验十八　脂质体的制备及包封率的测定实验

一、实验目的

1. 掌握薄膜分散法制备脂质体的工艺。
2. 掌握用阳离子交换树脂法测定脂质体包封率的方法。
3. 熟悉脂质体形成原理,作用特点。
4. 了解“主动载药”与“被动载药”的概念。

二、实验指导

脂质体是由磷脂与(或不与)附加剂为骨架膜材制成的具有双分子层结构的封闭囊状体。常见的磷脂分子结构中有两条较长的疏水烃链和一个亲水基团,将适量的磷脂加至水或缓冲溶液中,磷脂分子定向排列,其亲水基团面向两侧的水相,疏水的烃链彼此相对缔和为双分子层,构成脂质体。用于制备脂质体的磷脂有天然磷脂,如豆磷脂、卵磷脂等;合成磷脂,如二棕榈酰磷脂酰胆碱,二硬脂酰磷脂酰胆碱等。常用的附加剂为胆固醇。胆固醇也是两亲性物质,与磷脂混合使用,可制得稳定的脂质体,其作用是调节双分子层的流动性,减低脂质体膜的通透性。其他附加剂有十八胺、磷脂酸等,这两种附加剂能改变脂质体表面的电荷性质,从而改变脂质体的包封率、体内外其他参数。

脂质体可分为3类:小单室(层)脂质体,粒径为20～50 nm,经超声波处理的脂质体,绝大部分为小单室脂质体;多室(层)脂质体,粒径约为400～3 500 nm,显微镜下可观察到犹如洋葱断面或人手指纹的多层结构;大单室脂质体,粒径约为200～1 000 nm,用乙醚注入法制备的脂质体多为这一类。

脂质体的制法有多种,根据药物的性质或需要进行选择。(1)薄膜分散法:这是一种经典的制备方法,它可形成多室脂质体,经超声处理后得到小单室脂质体。此法优点是操作简便,脂质体结构典型,但包封率较低。(2)注入法:有乙醚注入法和乙醇注入法等。“乙醚注入法”是将磷脂等膜材料溶于乙醚中,在搅拌下慢慢滴于55～65℃含药或不含药的水性介质中,蒸去乙醚,继续搅拌1～2 h,即可形成脂质体。(3)逆相蒸发法:系将磷脂等脂溶性成分溶于有机溶剂,如氯仿中,再按一定比例与含药的缓冲液混合、乳化,然后减压蒸去有机溶剂即可形成脂质体。该法适合于水溶性药物、大分子活性物质,如胰岛素等的脂质体制备,可提高包封率。(4)冷冻干燥法:适于在水中不稳定药物脂质体的制备。(5)熔融法：采用此法制备的多相脂质体，其物理稳定性好，可加热灭菌。

在制备含药脂质体时，根据药物装载的机理不同，可分为“主动载药”与“被动载药”两大类 。所谓“主动载药”，即通过内外水相的不同离子或化合物梯度进行载药，主要有 K^+-Na^+ 梯度和 H^+ 梯度(即 pH 梯度)等。传统上，人们采用最多的方法是“被动载药”法。所谓“被动载药”，即首先将药物溶于水相或有机相(脂溶性药物)中，然后按所选择的脂质体制备方法制备含药脂质体，其共同特点是：在装载过程中脂质体的内外水相或双分子层膜上的药物浓度基本一致，决定其包封率的因素为药物与磷脂膜的作用力、膜材的组成、脂质体的内水相体积、脂质体数目及药脂比(药物与磷脂膜材比)等。对于脂溶性的、与磷脂膜亲和力高的药物，“被动载药”法较为适用。而对于两亲性药物，其油水分配系数受介质的 pH 值和离子强度的影响较大，包封条件的较小变化，就有可能使包封率有较大的变化。

评价脂质体质量的指标有粒径、粒径分布和包封率等。其中脂质体的包封率是衡量脂质体内在质量的一个重要指标。常见的包封率测定方法有分子筛法、超速离心法、超滤法等。本文采用阳离子交换树脂法测定包封率。“阳离子交换树脂法”是利用离子交换作用，将荷正电的未包进脂质体中的药物(即游离药物)，如本实验中的游离的小檗碱，被阳离子交换树脂吸附除去。而包封于脂质体中的药物(如小檗碱)，由于脂质体荷负电荷，不能被阳离子交换树脂吸附，从而达到分离目的，用以测定包封率。

三、实验仪器与材料

实验仪器与设备：烧杯、水浴锅、抽滤装置、显微镜、旋转蒸发仪、电动搅拌器、微孔滤膜、西林瓶等。

实验材料与试剂：注射用豆磷脂、胆固醇、无水乙醇、盐酸小檗碱、柠檬酸缓冲液、$NaHCO_3$、注射用豆磷脂、胆固醇、无水乙醇、磷酸盐缓冲液。

四、实验内容和操作

(一)空白脂质体的制备

【处方】

注射用豆磷脂 0.9 g 胆固醇 0.3 g 无水乙醇 1 ～ 2 mL 磷酸盐缓冲液适量

【制法】

1. 磷酸盐缓冲液(PBS)的配制：称取磷酸氢二钠($Na_2HPO_4 \cdot 12H_2O$)0.37 g 与磷酸二氢钠($NaH_2PO_4 \cdot 2H_2O$)2.0 g，加蒸馏水适量，溶解并稀释至 1 000 mL(pH 约为 5.7)。

2. 称取处方量磷脂、胆固醇于 50 mL 小烧杯中，加无水乙醇 1 ～ 2 mL，置于

65 ～ 70℃水浴中，搅拌使溶解，旋转该小烧杯使磷脂的乙醇液在杯壁上成膜，用吸耳球轻吹风，将乙醇挥去。

3. 另取磷酸盐缓冲液 30 mL 于小烧杯中，同置于 65 ～ 70℃水浴中，保温，待用。

4. 取预热的磷酸盐缓冲液 30 mL，加至含有磷脂和胆固醇脂质膜的小烧杯中，65 ～ 70℃水浴中搅拌水化 10 min。随后将小烧杯置于磁力搅拌器上，室温，搅拌 30 ～ 60 min，如果溶液体积减小，可补加水至 30 mL，混匀，即得。

5. 取样，在油镜下观察脂质体的形态，画出所见脂质体结构，记录最多和最大的脂质体的粒径；随后将所得脂质体溶液通过 0.8 μm 微孔滤膜 2 遍，进行整粒，再于油镜下观察脂质体的形态，画出所见脂质体结构，记录最多和最大的脂质体的粒径。

【注意事项】

1. 在整个实验过程中禁止用火。

2. 磷脂和胆固醇的乙醇溶液应澄清，不能在水浴中放置过长时间。

3. 磷脂、胆固醇形成的薄膜应尽量薄。

4. 60 ～ 65℃水浴中搅拌水化 10 min 时，一定要充分保证所有脂质水化，不得存在脂质块。

（二）被动载药法制备盐酸小檗碱脂质体

【处方】注射用豆磷脂 0.6 g　胆固醇 0.2 g　无水乙醇 1 ～ 2 mL　盐酸小檗碱溶液（1 mg/mL）30 mL

【制法】

1. 盐酸小檗碱溶液的配制　称取适量的盐酸小檗碱溶液，用磷酸盐缓冲液配成 1 mg/mL 和 3 mg/mL 的两种浓度的溶液。

2. 盐酸小檗碱脂质体的制备　按处方量称取豆磷脂、胆固醇置于 50 mL 的小烧杯中，加无水乙醇 1 ～ 2 mL，余下操作除将磷酸盐缓冲液换成盐酸小檗碱溶液外，同“空白脂质体的制备”，即为“被动载药”法制备的小檗碱脂质体。

（三）主动载药法制备盐酸小檗碱脂质体

【处方】注射用豆磷脂 0.6 g　胆固醇 0.2 g　无水乙醇 1 ～ 2 mL　盐酸小檗碱溶液（1 mg/mL）30 mL　柠檬酸缓冲液 30 mL　$NaHCO_3$ 溶液 0.5 mL

【制法】

1. 柠檬酸缓冲液　称取柠檬酸 10.5g 和柠檬酸钠 7 g 置于 1 000 mL 量瓶中，加水溶解并稀释至 1 000 mL，混匀，即得。

2. $NaHCO_3$ 溶液　称取 $NaHCO_3$ 50 g，置于 1 000 mL 量瓶中，加水溶解并稀释至 1 000 mL，混匀，即得。

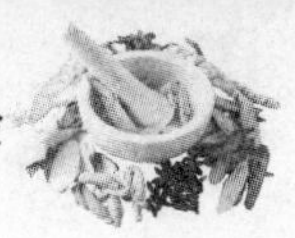

3. 空白脂质体制备　称取磷脂 0.9 g 和胆固醇 0.3 g，置于 50 mL 或 100 mL 烧杯中，加 2 mL 无水乙醇，于 65 ～ 70℃水浴中溶解并挥散乙醇，于烧杯上成膜后，加入同温的柠檬酸缓冲液 30 mL，65 ～ 70℃水浴中搅拌水化 10 分钟，随后将烧杯取出，置于电磁搅拌器上，在室温下搅拌 30 ～ 60 min，充分水化，补加蒸馏水至 30 mL，所得脂质体溶液通过 0.8 μm 微孔滤膜 2 遍，进行整粒。

4. 主动载药　准确量取空白脂质体 2 mL、药液（3 mg/mL）1 mL、$NaHCO_3$ 溶液 0.5 mL，在振摇下依次加于 10 mL 西林瓶中，混匀，70℃水浴中保温 20 min，随后立即用冷水降温，即得。

【注意事项】

1. “主动载药”过程中，加药顺序一定不能颠倒，加 3 种液体时，随加随摇，确保混合均匀，保证体系中各部位的梯度一致。

2. 水浴保温时，也应注意随时轻摇，只需保证体系均匀即可，无需剧烈摇动。

3. 用冷水冷却过程中，也应轻摇。

五、盐酸小檗碱脂质体包封率的测定

1. 阳离子交换树脂分离柱的制备　称取已处理好的阳离子交换树脂适量，装于底部已垫有少量玻璃棉的 5 mL 注射器筒中，加入磷酸缓冲盐溶液水化阳离子交换树脂，自然滴尽磷酸缓冲盐溶液，即得。

2. 柱分离度的考察

（1）盐酸小檗碱与空白脂质体混合液的制备：精密量取 3 mg/mL 盐酸小檗碱溶液 0.1 mL，置小试管中，加入 0.2 mL 空白脂质体，混匀，即得。

（2）对照品溶液的制备：取（1）中制得的混合液 0.1 mL 置于 10 mL 量瓶中，加入 95% 乙醇 6 mL，振摇使之溶解，再加磷酸缓冲盐溶液至刻度，摇匀，过滤，弃去初滤液，取续滤液 4 mL 于 10 mL 量瓶中，加磷酸缓冲盐溶液至刻度，摇匀，得对照品溶液。

（3）样品溶液的制备：取（1）中制得的混合液 0.1 mL 至分离柱顶部，待柱顶部的液体消失后，放置 5 min，仔细加入磷酸缓冲盐溶液（注意不能将柱顶部离子交换树脂冲散），进行洗脱（约需 2 ～ 3 mL 磷酸缓冲盐溶液），同时收集洗脱液于 10 mL 量瓶中，加入 95% 乙醇 6 mL，振摇使之溶解，再加磷酸缓冲盐溶液至刻度，摇匀，过滤，弃去初滤液，取续滤液为样品溶液。

（4）空白溶媒的配制：取乙醇（95%）30 mL，置于 50 mL 量瓶中，加磷酸缓冲盐溶液至刻度，摇匀，即得。

（5）吸收度的测定：以空白溶媒为对照，在 345 nm 波长处分别测定样品溶液与对照品溶液的吸收度，计算柱分离度。分离度要求大于 0.95

$$柱分离度=1-\frac{A_{样}}{A_{对}\times 2.5}$$

式中 $A_{样}$——样品溶液的吸收度，$A_{对}$——对照品溶液的吸收度，2.5——对照品溶液的稀释倍数。

3. 包封率的测定　精密量取盐酸小檗碱脂质体 0.1 mL 两份，一份置于 10 mL 量瓶中，按柱分离度考察项下（2）进行操作，另一份置于分离柱顶部，按“柱分离度考察”项下（3）进行操作，所得溶液于 345 nm 波长处测定吸收度，按下式计算包封率。

$$包封率（\%）=\frac{A_L}{A_T}\times 100\%$$

A_L——通过分离柱后收集脂质体中盐酸小檗碱的吸收度，A_T——盐酸小檗碱脂质体中总的药物吸收度。

六、思考题

1. 理解以脂质体作为药物载体的机理和特点。讨论影响脂质体形成的因素。

2. 如何提高脂质体对药物的包封率？

3. 包封率测定方法如何选择？本文所用的方法与“分子筛法”“超速离心法”相比，有何优缺点？

4. 设计一个有关脂质体的实验方案。本实验方案还有哪些方面有待改进？

实验十九 茶碱缓释制剂的制备及释放度的测定

一、实验目的

1. 熟悉缓释制剂的基本原理与设计方法。

2. 掌握溶蚀性和亲水凝胶骨架型缓释片的释放机制和制备工艺。

3. 熟悉缓释片释放度的测定方法。

二、实验指导

缓释制剂系指用药后能在较长时间内持续释放药物以达到长效作用的制剂。其中药物释放主要是一级速度过程。如口服缓释制剂在人体胃肠道的转运时间一般可维持8～12 h,根据药物用量及药物的吸收代谢性质,其作用可达12～24 h,患者1日口服1～2次。缓释制剂的种类很多,按照给药途径有口服、肌肉注射、透皮及腔道用制剂。其中口服缓释制剂研究最多。口服缓释制剂又根据释药动力学行为是否符合一级动力学(或Higuchi方程)和零级动力学方程分为缓释制剂和控释制剂。

缓释制剂按照剂型可分为片剂、颗粒剂、小丸、胶囊剂等。其中,片剂又分为骨架片、膜控片、胃内漂浮片等。骨架片是药物和一种或多种骨架材料以及其他辅料,通过制片工艺成型的片状固体制剂。骨架材料、制片工艺对骨架片的释药行为有重要影响。按照所使用的骨架材料可分为不溶性骨架片、溶蚀性骨架片和亲水凝胶骨架片等。不溶性骨架片采用乙基纤维素、丙烯酸树脂等水不溶骨架材料制备,药物在不溶性骨架中以扩散方式释放。溶蚀性骨架片采用水不溶但可溶蚀的硬脂醇、巴西棕榈蜡、单硬脂酸甘油酯等蜡质材料制成,骨架材料可在体液中逐渐溶蚀、水解。亲水凝胶骨架片主要采用甲基纤维素、羧甲基纤维素、卡波姆、海藻酸盐、壳聚糖等骨架材料。这些材料遇水形成凝胶层,随着凝胶层继续水化,骨架膨胀,药物可通过水凝胶层扩散释出,延缓了药物的释放。本实验以茶碱为模型药物制备溶蚀性骨架片和亲水凝胶骨架片。

由于缓释制剂中含药物量较普通制剂多,制剂工艺复杂。为了获得可靠的治疗效果,避免突释引起的毒副作用,需要制定合理的体外药物释放度试验方法。通过释放度的测定,找出其释放规律,从而可选定所需的骨架材料,同时也用于控制缓释片剂的质量。释放度的测定方法采用溶出度测定仪,释放介质一般采用人工胃液、人工肠液、水等介质。一般采用3个取样点作为药物释放度的标准。第一个时间点通常为1或2 h,主要考察制剂有无突释效应。第2个或第3个时间点主要考察制剂释放的特性和趋势。

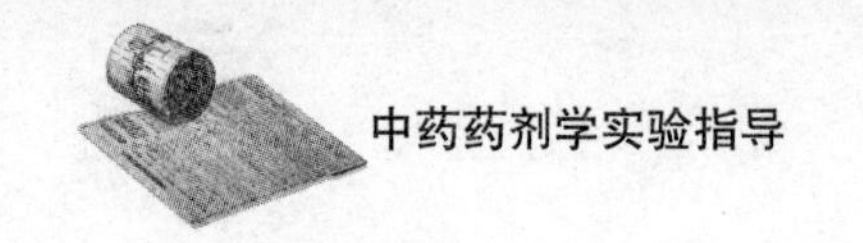

具体时间及释放量根据各品种要求而定，最后一个时间点主要考察制剂是否释放完全，释放量要求 75% 以上。

三、实验材料与设备

实验材料：茶碱、硬脂醇、羟丙基甲基纤维素（HPMC K10M）、乳糖、乙醇、硬脂酸镁。

实验仪器与设备：单冲压片机、溶出度仪、紫外分光光度计。

四、实验内容

（一）茶碱亲水凝胶骨架片的制备

【处方】茶碱 3.0 g　羟丙基甲基纤维素 K10M　1.2 g　乳糖 1.5 g　80% 乙醇溶液 适量　硬脂酸镁 0.069 g

【制法】

1. 将茶碱、乳糖分别过 100 目筛，羟丙基甲基纤维素过 80 目筛，混合均匀，加 80 % 乙醇溶液制成软材，过 18 目筛制粒。

2. 于 50 ～ 60℃干燥，16 目整粒，称重，加入硬脂酸镁混匀。

3. 计算片重，压片即得。每片含茶碱 100 mg。

（二）茶碱溶蚀性骨架片的制备

【处方】茶碱 3 g　硬脂醇 0.3 g　羟丙基甲基纤维素 K10M 0.03 g　硬脂酸镁 0.039 g

【制法】

1. 取茶碱过 100 目筛，另将硬脂醇置于蒸发皿中，于 80℃水浴上加热融化，加入茶碱搅匀，冷却，置研钵中研碎。

2. 加羟丙基甲基纤维素胶浆（以 80 % 乙醇 3 mL 制得）制成软材（若胶浆量不足，可再加 80 % 乙醇适量），18 目筛制粒。

3. 于 50 ～ 60℃干燥，16 目筛整粒，称重，加入硬脂酸镁混匀。

4. 计算片重，压片即得。每片含茶碱 100 mg。

五、质量检查

1. 释放度试验方法

（1）标准曲线的制作：精密称取茶碱对照品约 20 mg，置于 100 mL 容量瓶中，加 0.1 mol/L 的盐酸溶液溶解，摇匀并定容。精密吸取此溶液 10 mL 置于 50 mL 容量瓶中，加蒸馏水摇匀并定容。然后精密吸取该溶液 2.5、5、7.5、10、12.5、15、17.5 mL，分别置于 50 mL 容量瓶中，加蒸馏水定容。按分光光度法，在波长 270 nm 处测定吸光度，以吸光度对浓度进行回归分析，得到标准曲线回归方程。

（2）释放度试验：取制得的亲水凝胶缓释片或溶蚀型骨架缓释片 1 片，按《中国药典》2015 年版释放度测定方法规定，采用溶出度测定法桨法的装置，以蒸馏水 900 mL 为释放介质，温度为 37 ℃ ± 0.5 ℃，转速为 50 rpm，经 1、2、3、4、5、6 h 分别取样 6 mL，同时补加同体积释放介质，样品经 0.45 μm 微孔滤膜过滤，取续滤液 1 mL，置于 10 mL 容量瓶中加蒸馏水定容，在 270 nm 处测定吸光度，分别计算出每片在上述不同时间的溶出量。

2. 片剂外观及质量检测　包括制备过程照片、片剂照片、样品重量、平均重量、每一片与平均重量的差异，并讨论是否符合标准，如果不符合标准讨论原因

六、思考题

1. 设计口服缓释制剂时主要考虑哪些影响因素？

2. 缓释制剂的释放度实验有何意义？如何使其具有实用价值？

中药药剂学实验综合考试

一、实验考核目的

1. 考核与中药药剂学实验操作有关的基本知识和技能。

2. 考核中药药剂制备过程中解决和分析实际问题的能力。

二、成绩构成

中药药剂学实验作为一门课程单独计成绩，成绩组成如下：

1. 平时实验成绩（10%），主要考查出勤、实验课预习、实验纪律、卫生打扫与安全维护等。

2. 实验报告成绩（40%）。

3. 综合考核成绩（50%）。综合考核的操作部分和笔试部分分别占综合考核成绩的60%及40%。

三、综合考核内容与方式

笔试与操作相结合，以操作为主，考核时间一般为 2 h 为宜。笔试与操作的考核内容如下：

1. 笔试　重点考核与中药药剂实验操作有关的基本知识和技能，应适当涉及制备过程中易出现的实际问题，并有一定的知识覆盖面。

2. 操作

（1）某些常用剂型制备的基本操作。

（2）某些小型常用制药设备的安装与使用或说明其用途。

（3）给出某制剂的处方，要求书面拟定该制剂的制备工艺，并选出其中工艺步骤进行实际操作。

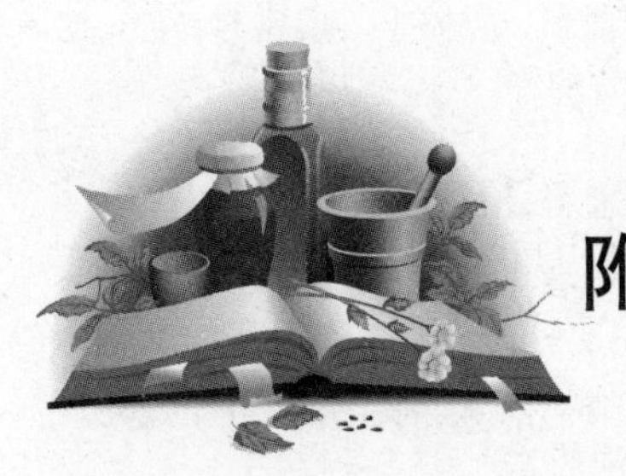

附 录

中药药剂常用辅料

名称（分子式）	性状	类别	贮藏
乙基纤维素	本品为白色颗粒或粉末；无臭，无味。本品 5% 悬浮液对石蕊试纸呈中性。本品在甲苯或乙醚中易溶，在水中不溶		
二甲硅油	本品为无色澄清 的油状液体；无臭或几乎无臭，无味	药用辅料，防腐剂	密封保存
二氧化钛 TiO_2	本品为白色粉末；无臭，无味。本品在水中不溶；在盐酸、硝酸或稀硫酸中不溶	药用辅料，pH 值调节剂和抗氧剂等	遮光，密封保存
二氧化硅 $SiO_2 \cdot xH_2OSiO_2$	本品为白色疏松的粉末；无臭、无味。本品在水中不溶，在热的氢氧化钠试液中溶解，在稀盐酸中不溶	同上	遮光，密封，在阴凉处保存
十二烷基硫酸钠	本品为白色至淡黄色结晶或粉末；有特征性微臭。本品在水中易溶，在乙醚中几乎不溶	药用辅料，增稠剂和释放阻滞剂等	密封保存
三乙醇胺	本品为无色至微黄色的黏稠澄清液体。本品在水或乙醇中极易溶解，在二氯甲烷中溶解	药用辅料，矫味剂和填充剂等	密封，阴凉干燥处保存
三油酸山梨坦（司盘 85）	本品为淡黄色油状液体；有异臭。本品在乙醇中微溶，在水中不溶	药用辅料，用于胶囊剂的制备	密闭，在温度 10 ～ 25 ℃、相对湿度 35% ～ 65% 条件下保存
三氯叔丁醇	本品为白色结晶；有微似樟脑的特臭；易挥发。本品在乙醇、三氯甲烷、乙醚或挥发油中易溶，在水中微溶	药用辅料，螯合剂	密闭，在干燥处保存
大豆油	本品为淡黄色的澄清液体；无臭或几乎无臭。本品可与乙醚或三氯甲烷混溶，在乙醇中极微溶解，在水中几乎不溶	药用辅料，填充剂和矫味剂等	密闭保存

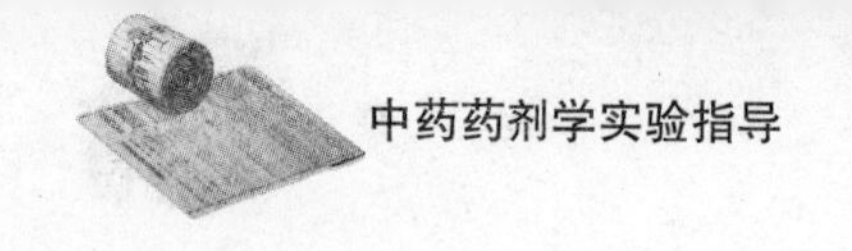

续表

名称(分子式)	性状	类别	贮藏
大豆磷脂	本品为黄色至棕色的半固体或块状物。本品在乙醚和乙醇中易溶,在丙酮中不溶	药用辅料,矫味剂和黏合剂等	光,密封,在30℃以下保存
山梨酸 $C_6H_8O_2$	本品为白色至微黄白色结晶性粉末;有特臭。本品在乙醇中易溶,在乙醚中溶解,在水中极微溶解	药用辅料,增塑剂和软膏基质等	遮光,密闭保存
山嵛酸甘油酯	本品为白色或类白色粉末或硬蜡块;有微臭味。本品在三氯甲烷中溶解,在水或乙醇中几乎不溶	药用辅料,乳化剂和消泡剂等	密封,在干燥处保存
无水亚硫酸钠 Na_2SO_3	本品为白色结晶或粉末;无臭。本品在水中易溶,在乙醇中极微溶解,在乙醚中几乎不溶	药用辅料(供口服用),增溶剂和乳化剂等	遮光,密封保存
枸橼酸 $C_6H_8O_7 \cdot H_2O$	本品为无色的半透明结晶、白色颗粒或白色结晶性粉末;无臭,味极酸;在干燥空气中微有风化性;水溶液显酸性反应。本品在水中极易溶解,在乙醇中易溶,在乙醚中略溶	药用辅料,PH值调节剂和稳定剂等	密封保存
轻质氧化镁 MgO	本品为白色或类白色粉末;无臭,无味;在空气中能缓缓吸收二氧化碳。本品在水中几乎不溶,在乙醇中不溶,在稀酸中溶解	药用辅料,填充剂和pH值调节剂等	密封保存
轻质液状石蜡	本品为无色透明的油状液体;无臭,无味;在日光下不显荧光。本品可与三氯甲烷或乙醚任意混溶,除蓖麻油外,与多数脂肪油均能任意混合,微溶于乙醇,不溶于水		
氢化大豆油	本品为白色至淡黄色的块状物或粉末,加热熔融后呈透明、淡黄色液体。本品在二氯甲烷或甲苯中易易溶,在水或乙醇中不溶		
氢化蓖麻油($C_3H_5(C_{18}H_{35}O_3)_3$)	本品为白色至淡黄色的粉末、块状物或片状物。本品在二氯甲烷中微溶,在乙醇中极微溶解,在水或石油醚中不溶		
胆固醇($C_{27}H_{46}O$)	本品为白色片状结晶;无臭。本品在三氯甲烷中易溶,在乙醚中溶解,在丙酮、乙酸乙酯或石油醚中略溶,在乙醇中微溶,在水中不溶		
浓氨溶液(NH_3)	本品为无色的澄清液体;有强烈刺激性的特臭;易挥发;显碱性反应。本品能与水或乙醇任意混合		

续表

名称（分子式）	性状	类别	贮藏
盐酸（HCl）	本品为无色发烟的澄清液体；有强烈的刺激臭；呈强酸性		
倍他环糊精（$(C_6H_{10}O_5)_7$）	本品为白色结晶或结晶性粉末；无臭，味微甜。本品在水中略溶，在甲醇、乙醇、丙酮或乙醚中几乎不溶		
胶囊用明胶	本品为微黄色至黄色、透明或半透明微带光泽的薄片或粉粒；无臭、无味；浸在水中时会膨胀变软，能吸收其自身质量5～10倍的水。本品在热水中易溶，在醋酸或甘油与水的热混合物中溶解，在乙醇中不溶		
DL-酒石酸（$C_4H_6O_6$）	本品为白色至类白色颗粒或结晶性粉末。本品在水中易溶，在乙醇中微溶		
海藻酸钠	本品为白色至浅棕黄色粉末；几乎无臭，无味。本品在水中溶胀成胶体溶液，在乙醇中不溶		
预胶化淀粉	本品为白色粉末；无臭，无味		
黄凡士林	本品为淡黄色或黄色均匀的软膏状物；无臭或几乎无臭；与皮肤接触有滑腻感；具有拉丝性。本品在35℃的三氯甲烷中溶解，在乙醚中微溶，在乙醇或水中几乎不溶		
黄原胶	本品为类白色或浅黄色的粉末；微臭，无味。本品在水中溶胀成胶体溶液，在乙醇、丙酮或乙醚中不溶		
黄氧化铁（$Fe_2O_3 \cdot H_2O$）	本品为赭黄色粉末；无臭，无味。本品在水中不溶，在沸盐酸中易溶		
硅酸镁铝	本品为白色或类白色、柔软、光滑的小薄片或微粉化粉末；无臭、无味；有引湿性；在水中呈胶状分布。本品在水或乙醇中几乎不溶		
甜菊素（$C_{38}H_{60}O_{18}$）	本品为白色或类白色粉末；无臭，味浓甜微苦。本品在乙醇中溶解，在水中微溶	西药（包括化学药品、生化药品、抗生素、放射性药品、药用辅料）	密封保存
羟丙甲纤维素	本品为白色或类白色纤维状或颗粒状粉末；无臭。本品在无水乙醇、乙醚、丙酮中几乎不溶；在冷水中溶胀成澄清或微浑浊的胶体溶液	药用辅料，释放阻滞剂和包衣材料等	密闭保存

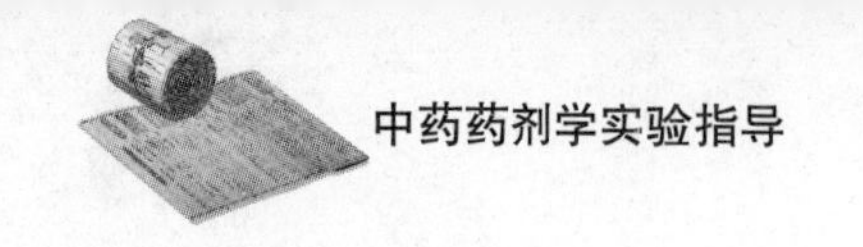

续表

名称（分子式）	性状	类别	贮藏
羟丙纤维素	本品为白色或类白色粉末；无臭，无味。本品在水中溶胀成胶体溶液；在乙醇、丙酮或乙醚中不溶	药用辅料，崩解剂和填充剂等	密闭，在干燥处保存
羟丙基倍他环糊精	本品为白色或类白色的无定形或结晶性粉末；无臭，味微甜；引湿性强。本品极易溶于水，易溶于甲醇或乙醇，几乎不溶于丙酮或三氯甲烷	药用辅料（供口服用），包合剂和稳定剂等	遮光，密闭保存
羟苯乙酯（$C_9H_{10}O_3$）	本品为白色结晶性粉末；无臭或有轻微的特殊香气，味微苦、灼麻。本品在甲醇、乙醇或乙醚中易溶，在三氯甲烷中略溶，在甘油中微溶，在水中几乎不溶	药用辅料，增稠剂和释放阻滞剂等	密闭保存
羟苯丁酯（$C_{11}H_{14}O_3$）	本品为无色或白色结晶或结晶性粉末；味甜。本品在水中易溶，在乙醇中溶解，在乙醚中几乎不溶	药用辅料，防腐剂	密闭保存
羟苯丙酯（$C_{10}H_{12}O_3$）	本品为白色或类白色结晶或结晶性粉末；无臭，无味。本品在甲醇、乙醇或乙醚中易溶，在热水中微溶，在水中几乎不溶	药用辅料，防腐剂	密闭保存
羟苯丙酯钠（$C_{10}H_{11}NaO_3$）	本品为白色结晶性粉末。本品在水中易溶，在乙醇中微溶	药用辅料，防腐剂	密封，在干燥处保存
羟苯甲酯（$C_8H_8O_3$）	本品为白色或类白色结晶或结晶性粉末。本品在甲醇、乙醇或乙醚中易溶，在热水中溶解，在水中微溶	药用辅料，防腐剂	密闭保存
羟苯甲酯钠（$C_8H_7NaO_3$）	本品为白色或类白色结晶性粉末。本品在水中易溶，在乙醇中微溶，在二氯甲烷中几乎不溶	药用辅料，防腐剂	密封，干燥处保存
混合脂肪酸甘油酯	本品为白色或类白色的蜡状固体；具有油脂臭；触摸时有滑腻感。本品在三氯甲烷或乙醚中易溶，在石油醚（60～90℃）中溶解，在水或乙醇中几乎不溶	药用辅料，栓剂基质和释放阻滞剂等	密闭，在阴凉处保存
淀粉	本品为白色粉末；无臭。本品在冷水或乙醇中均不溶解	药用辅料，填充剂和崩解剂等	密闭，在干燥处保存
蛋黄卵磷脂	本品为乳白色或淡黄色的粉末或蜡状固体，具有轻微的特臭，触摸时有轻微滑腻感。本品在乙醇、乙醚、三氯甲烷或石油醚（沸程 40～60℃）中溶解，在丙酮和水中几乎不溶	药用辅料（供口服用），增溶剂和乳化剂等	遮光，密封保存

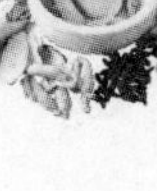

续表

名称(分子式)	性状	类别	贮藏
琼脂	线形琼脂呈细长条状,类白色至淡黄色;半透明,表面皱缩,微有光泽,质轻软而韧,不易折断;完全干燥后,则脆而易碎;无臭,味淡。粉状琼脂为细颗粒或鳞片状粉末,无色至淡黄色;用冷水装置,在显微镜下观察,为无色的不规则多角形黏液质碎片;无臭,味淡。本品在沸水中溶解,在冷水中不溶,但能膨胀成胶块状;水溶液显中性反应	药用辅料,助悬剂和释放阻滞剂	密闭,在干燥处保存
棕氧化铁	本品为红棕色粉末;无臭,无味。本品在水中不溶,在沸盐酸中易溶	药用辅料,着色剂和包衣材料等	密封保存
棕榈山梨坦(司盘 40)($C_{22}H_{42}O_6$)	本品为淡黄色蜡状固体,有轻微的异臭。本品在无水乙醇或水中不溶	药用辅料,乳化剂和消泡剂等	密封,在干燥处保存
硬脂山梨坦(司盘 60)($C_{24}H_{46}O_6$)	本品为淡黄色至黄褐色蜡状固体,有轻微气味。本品在乙酸乙酯中极微溶,在水或丙酮中不溶	药用辅料,乳化剂和消泡剂等	密封,在干燥处保存
硬脂酸	本品为白色或类白色有滑腻感的粉末或结晶性硬块,其剖面有微带光泽的细针状结晶;有类似油脂的微臭。本品在三氯甲烷或乙醚中易溶,在乙醇中溶解,在水中几乎不溶	药用辅料,润滑剂和软膏基质等	密闭保存
硬脂酸钙	本品为白色粉末。本品在水、乙醇或乙醚中不溶	药用辅料,润滑剂和乳化剂等	密闭,在阴凉干燥处保存
硬脂酸聚烃氧(40)酯	本品为白色至淡黄色蜡状固体;无臭。本品在水、乙醇或乙醚中溶解,在乙二醇中不溶	药用辅料,增溶剂和乳化剂等	密闭,在阴凉干燥处保存
硬脂酸镁	本品为白色轻松无砂性的细粉;微有特臭;与皮肤接触有滑腻感。本品在水、乙醇或乙醚中不溶	药用辅料,润滑剂	密闭保存
硫柳汞($C_9H_9HgNaO_2S$)	本品为白色或类白色或微带黄色结晶性粉末;微有特臭,遇光易变质。本品在水中易溶,在乙醇中溶解,在乙醚中几乎不溶	药用辅料,防腐剂	置遮光容器内,密封保存
硫酸(H_2SO_4)	本品为透明、无色、无臭的油状液体;吸水性强,能与水或乙醇互溶,同时释放大量的热	药用辅料,pH 值调节剂	密封保存
硫酸钙($CaSO_4 \cdot 2H_2O$)	本品为白色粉末;无臭,无味。本品在水中微溶,在乙醇中不溶	药用辅料,填充剂	遮光,密封保存

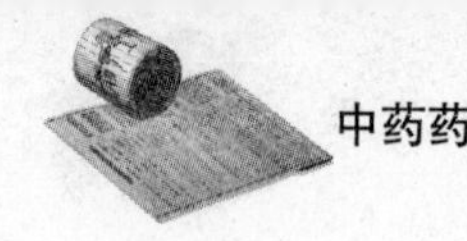

续表

名称（分子式）	性状	类别	贮藏
紫氧化铁	本品为暗紫红色粉末；无臭，无味。本品在水中不溶，在沸盐酸中易溶	药用辅料，着色剂和包衣材料等	密封保存
黑氧化铁（Fe_3O_4）	本品为黑色粉末；无臭，无味。本品在水中不溶，在沸盐酸中易溶	药用辅料，着色剂和包衣材料等	密封保存
稀盐酸	本品为无色澄清液体；呈强酸性	药用辅料，pH 调节剂	置玻璃瓶内，密封保存
焦亚硫酸钠（$Na_2S_2O_5$）	本品为无色、白色或类白色结晶或结晶性粉末；有二氧化硫臭，本品在水中易溶，在乙醇中极微溶解	抗氧化剂	遮光，密封保存
富马酸（$C_4H_4O_4$）	本品为白色颗粒或结晶性粉末，在乙醇中溶解，在水或乙醚中微溶，在二氯甲烷中极微溶解	药用辅料，pH 值调节剂和泡腾剂等	密封保存
微晶纤维素	本品为白色或类白色粉末；无臭，无味。本品在水、乙醇、丙酮或甲苯中不溶	药用辅料，赋形剂	密闭保存
羧甲基纤维素钠	本品为白色至微黄色纤维状或颗粒状粉末；无臭；有引湿性。本品在水中溶胀成胶状溶液，在乙醇、乙醚或三氯甲烷中不溶	药用辅料，崩解剂和填充剂等	密封，在干燥处保存
羧甲淀粉钠	本品为白色或类白色粉末；无臭；有引湿性。本品在水中分散呈黏稠状胶体溶液，在乙醇或乙醚中不溶	药用辅料，崩解剂和填充剂	密封，在干燥处保存
聚乙二醇 400	本品为无色或几乎无色的黏稠液体；略有特臭。本品在水或乙醇中易溶	药用辅料，溶解剂和增塑剂等	密封保存
聚乙二醇 600	本品为无色或几乎无色的黏稠液体，或呈半透明蜡状软物；略有特臭。本品在水或乙醇中易溶，在乙醚中不溶	药用辅料，溶解剂和增塑剂等	密封，在干燥处保存
聚乙二醇 1000	本品为白色蜡状固体薄片或颗粒状粉末；略有特臭。本品在水或乙醇中易溶，在乙醚中不溶	药用辅料，软膏基质和润滑剂等	密封，在干燥处保存
聚乙二醇 1500	本品为白色蜡状固体薄片或颗粒状粉末；略有特臭本品在水或乙醇中易溶，在乙醚中不溶	药用辅料，软膏基质和润滑剂等	密封，在干燥处保存
聚乙二醇 4000	本品为白色蜡状固体薄片或颗粒状粉末，略有特臭。本品在水或乙醇中易溶，在乙醚中不溶，凝固点为 50 ～ 54℃	药用辅料，软膏基质和润滑剂	密封，在干燥处保存
聚乙二醇 6000	本品为白色蜡状固体薄片或颗粒状粉末；略有特臭。本品在水或乙醇中易溶，在乙醚中不溶	药用辅料，软膏基质和润滑剂	密封，在干燥处保存

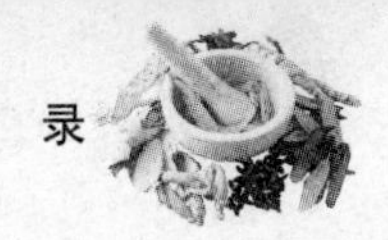

续表

名称（分子式）	性状	类别	贮藏
聚乙烯醇	本品为白色至微黄色粉末或半透明状颗粒；无臭，无味。本品在热水中溶解，在乙醇中微溶，在丙酮中几乎不溶	药用辅料，成膜材料膜剂和助悬剂	密封保存
聚山梨酯 20	本品为淡黄色至黄色的黏稠油状液体；微有特臭。本品在水、乙醇、甲醇或乙酸乙酯中易溶，在液体石蜡中微溶	药用辅料，润溶湿剂和乳化剂	遮光，密封保存
聚山梨酯 40	本品为淡黄色至黄色的黏稠油状液体；微有特臭。本品在水、乙醇、甲醇或乙酸乙酯中易溶在液体石蜡中微溶	药用辅料，乳化剂和增溶剂	遮光，密封保存
聚山梨酯 60	本品为淡黄色至黄色的黏稠油状液体；微有特臭。本品在水、乙醇、甲醇或乙酸乙酯中易溶，在液体石蜡中微溶	药用辅料，增溶剂和乳化剂	遮光，密封保存
聚山梨酯 80	本品为淡黄色至橙黄色的黏稠液体；微有特臭，味微苦略涩，有温热感。 本品在水、乙醇、甲醇或乙酸乙酯中易溶，在矿物油中极微溶解	药用辅料，增溶剂和乳化剂等	遮光，密封保存
聚丙烯酸树脂Ⅱ	本品为白色条状物或粉末，在乙醇中易结块。本品（如为条状物断成长约 1 cm，粉末则不经研磨）在温乙醇中 1 小时内溶解，在水中不溶	药用辅料，包衣材料和释放阻滞剂等	密封，在阴凉处保存
聚丙烯酸树脂Ⅲ	本品为白色条状物或粉末，在乙醇中易结块。本品（条状物断成长约 1 cm，粉末则不经研磨）在温乙醇中 1 小时内溶解，在水中不溶	药用辅料，包衣材料衣材料和释放阻滞剂	密封，在阴凉处保存
聚丙烯酸树脂Ⅳ	本品为淡黄色粒状或片状固体；有特臭。本品在温乙醇中（1 小时内）溶解，在盐酸溶液中（1 小时内）略溶，在水中不溶	药用辅料，包衣材料和释放阻滞剂	密封，在阴凉处保存
聚甲丙烯酸铵酯Ⅰ	本品为类白色半透明或透明的形状大小不一的固体。本品在沸水丙酮中溶解，在异丙醇中几乎不溶	药用辅料，包衣材料和释放阻滞剂等	密封，在阴凉处保存
聚甲丙烯酸铵酯Ⅱ	本品为类白色半透明或透明的形状大小不一的固体。本品在丙酮中略溶，在沸水、异丙醇中几乎不溶	药用辅料，包衣材料和释放阻滞剂等	密封，在阴凉处保存
聚维酮 K30	本品为白色至乳白色粉末；无臭或稍有特臭，无味；具引湿性。本品在水、乙醇、异丙醇或三氯甲烷中溶解，在丙酮或乙醚中不溶	药用辅料，黏合剂和助溶剂	遮光，密封，在干燥处保存
蔗糖（$C_{12}H_{22}O_{11}$）	本品为无色结晶或 A 色结晶性的松散粉末；无臭，味甜。本品在水中极易溶解，在乙醇中微溶，在无水乙醇中几乎不溶	药用辅料，矫味剂和黏合剂等	密封，在干燥处保存

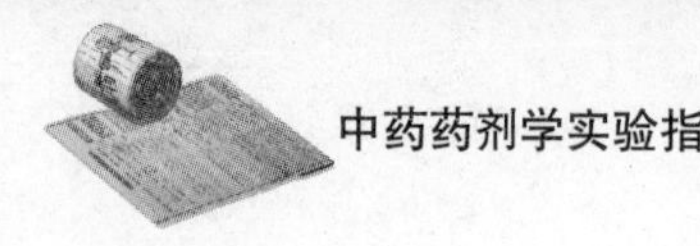

续表

名称(分子式)	性状	类别	贮藏
蔗糖硬脂酸酯	本品为白色至淡黄褐色的块状固体或粉末；无臭或略有臭，无味。本品在热的正丁醇三氯甲烷或四氢呋喃中溶解	药用辅料，增溶剂和乳化剂等	密封，在干燥处保存
精制玉米油	本品为淡黄色的澄明油状液体；微有特殊臭，本品可与乙醚、三氯甲烷、石油醚、丙酮混溶，在乙醇中微溶	药用辅料，溶剂和分散剂等	遮光，密封，在阴凉处保存
橄榄油	本品为淡黄色的澄清液体；无臭或几乎无臭。本品可与乙醚或三氯甲烷混溶，在乙醇中极微溶解，在水中几乎不溶	药用辅料，溶剂和分散剂等	避光，密封，在凉暗处保存
醋酸($C_2H_4O_2$)	本品为无色澄明液体，有刺激性特臭和辛辣的酸味。本品能与水、乙醇或甘油混溶	药用辅料，pH值调节剂和缓冲剂等	置玻璃瓶内，密封保存
醋酸纤维素	本品为白色、微黄白色或灰白色的粉末或颗粒；有引湿性。本品在甲酸、丙酮或甲醇与二氯甲烷的等体积混合液中溶解，在水或乙醇中几乎不溶	药用辅料，释放阻滞剂和包衣材料等	密封保存
醋酸钠($C_2H_3NaO_2 \cdot H_2O$)	本品为无色结晶或白色结晶性粉末，微带醋酸味。本品在水中易溶	药用辅料，pH值调节剂和缓冲剂等	密闭，在阴凉干燥处保存
糊精	本品为白色或类白色的无定形粉末；无臭，味微甜。本品在沸水中易溶，在乙醇或乙醚中不溶	药用辅料，填充剂和黏合剂等	密闭，在干燥处保存
磷酸二氢钾	本品为无色结晶或白色结晶性粉末或颗粒或块状物；无臭。本品在水中易溶，在乙醇中几乎不溶	药用辅料，pH值调节剂和缓冲剂等	密封保存
磷酸二氢钠($Na_2HPO_4 \cdot 12H_2O$)	本品为无色或白色结晶或块状物；无臭；常温置空气中易风化。本品在水中易溶，在乙醇中几乎不溶	药用辅料，pH值调节剂和缓冲剂等	密封保存
磷酸二氢钾(K_2HPO_4)	本品为无色或白色结晶性粉末或颗粒或块状物；无臭；具引湿性。本品在水中极易溶解，在乙醇中几乎不溶	药用辅料，pH值调节剂和缓冲剂等	密封，在干燥处保存
磷酸氢二钾三水合物	本品为无色或白色结晶或块状物；具引湿性。本品在水中极易溶解，在乙醇中几乎不溶	药用辅料，pH值调节剂和缓冲剂等	密封，在干燥处保存